U0273345

全国中医药行业高等职业教育"十三五"规划教材

社区护理

（第二版）

（供护理、助产等专业使用）

主 编◎王连艳

中国中医药出版社

·北 京·

图书在版编目（CIP）数据

社区护理/王连艳主编 . —2 版 . —北京：中国中医药出版社，2018.7（2021.12重印）

全国中医药行业高等职业教育"十三五"规划教材

ISBN 978-7-5132-4914-0

Ⅰ.①社…　Ⅱ.①王…　Ⅲ.①社区-护理学-高等职业教育-教材　Ⅳ.①R473.2

中国版本图书馆 CIP 数据核字（2018）第 083065 号

中国中医药出版社出版

北京经济技术开发区科创十三街 31 号院二区 8 号楼

邮政编码　100176

传真　010-64405721

肥城新华印刷有限公司 印刷

各地新华书店经销

开本 787×1092　1/16　印张 14.25　字数 283 千字

2018 年 7 月第 2 版　2021 年 12 月第 3 次印刷

书号　ISBN 978-7-5132-4914-0

定价　45.00 元

网址　www.cptcm.com

服 务 热 线　010-64405510

购 书 热 线　010-89535836

维 权 打 假　010-64405753

微信服务号　zgzyycbs

微商城网址　https：//kdt.im/LIdUGr

官 方 微 博　http://e.weibo.com/cptcm

天猫旗舰店网址　https://zgzyycbs.tmall.com

全国中医药职业教育教学指导委员会

李伏君（千金药业有限公司技术副总经理）

李灿东（福建中医药大学校长）

李建民（黑龙江中医药大学佳木斯学院教授）

李景儒（黑龙江省计划生育科学研究院院长）

杨佳琦（杭州市拱墅区米市巷街道社区卫生服务中心主任）

吾布力·吐尔地（新疆维吾尔医学专科学校药学系主任）

吴　彬（广西中医药大学护理学院院长）

宋利华（连云港中医药高等职业技术学院教授）

迟江波（烟台渤海制药集团有限公司总裁）

张美林（成都中医药大学附属针灸学校党委书记）

张登山（邢台医学高等专科学校教授）

张震云（山西药科职业学院党委副书记、院长）

陈　燕（湖南中医药大学附属中西医结合医院院长）

陈玉奇（沈阳市中医药学校校长）

陈令轩（国家中医药管理局人事教育司综合协调处副主任科员）

周忠民（渭南职业技术学院教授）

胡志方（江西中医药高等专科学校校长）

徐家正（海口市中医药学校校长）

凌　娅（江苏康缘药业股份有限公司副董事长）

郭争鸣（湖南中医药高等专科学校校长）

郭桂明（北京中医医院药学部主任）

唐家奇（广东湛江中医学校教授）

曹世奎（长春中医药大学招生与就业处处长）

龚晋文（山西卫生健康职业学院／山西省中医学校党委副书记）

董维春（北京卫生职业学院党委书记）

谭　工（重庆三峡医药高等专科学校副校长）

潘年松（遵义医药高等专科学校副校长）

赵　剑（芜湖绿叶制药有限公司总经理）

梁小明（江西博雅生物制药股份有限公司常务副总经理）

龙　岩（德生堂医药集团董事长）

中医药职业教育是我国现代职业教育体系的重要组成部分，肩负着培养新时代中医药行业多样化人才、传承中医药技术技能、促进中医药服务健康中国建设的重要职责。为贯彻落实《国务院关于加快发展现代职业教育的决定》（国发〔2014〕19 号）、《中医药健康服务发展规划（2015—2020年）》（国办发〔2015〕32 号）和《中医药发展战略规划纲要（2016—2030年）》（国发〔2016〕15 号）（简称《纲要》）等文件精神，尤其是实现《纲要》中"到 2030 年，基本形成一支由百名国医大师、万名中医名师、百万中医师、千万职业技能人员组成的中医药人才队伍"的发展目标，提升中医药职业教育对全民健康和地方经济的贡献度，提高职业技术院校学生的实际操作能力，实现职业教育与产业需求、岗位胜任能力严密对接，突出新时代中医药职业教育的特色，国家中医药管理局教材建设工作委员会办公室（以下简称"教材办"）、中国中医药出版社在国家中医药管理局领导下，在全国中医药职业教育教学指导委员会指导下，总结"全国中医药行业高等职业教育'十二五'规划教材"建设的经验，组织完成了"全国中医药行业高等职业教育'十三五'规划教材"建设工作。

中国中医药出版社是全国中医药行业规划教材唯一出版基地，为国家中医中西医结合执业（助理）医师资格考试大纲和细则、实践技能指导用书、全国中医药专业技术资格考试大纲和细则唯一授权出版单位，与国家中医药管理局中医师资格认证中心建立了良好的战略伙伴关系。

本套教材规划过程中，教材办认真听取了全国中医药职业教育教学指导委员会相关专家的意见，结合职业教育教学一线教师的反馈意见，加强顶层设计和组织管理，是全国唯一的中医药行业高等职业教育规划教材，于 2016年启动了教材建设工作。通过广泛调研、全国范围遴选主编，又先后经过主编会议、编写会议、定稿会议等环节的质量管理和控制，在千余位编者的共同努力下，历时 1 年多时间，完成了 83 种规划教材的编写工作。

本套教材由 50 余所开展中医药高等职业教育院校的专家及相关医院、医药企业等单位联合编写，中国中医药出版社出版，供高等职业教育院校中医学、针灸推拿、中医骨伤、中药学、康复治疗技术、护理 6 个专业使用。

本套教材具有以下特点：

1. 以教学指导意见为纲领，贴近新时代实际

注重体现新时代中医药高等职业教育的特点，以教育部新的教学指导意

见为纲领，注重针对性、适用性以及实用性，贴近学生、贴近岗位、贴近社会，符合中医药高等职业教育教学实际。

2. 突出质量意识、精品意识，满足中医药人才培养的需求

注重强化质量意识、精品意识，从教材内容结构设计、知识点、规范化、标准化、编写技巧、语言文字等方面加以改革，具备"精品教材"特质，满足中医药事业发展对于技术技能型、应用型中医药人才的需求。

3. 以学生为中心，以促进就业为导向

坚持以学生为中心，强调以就业为导向、以能力为本位、以岗位需求为标准的原则，按照技术技能型、应用型中医药人才的培养目标进行编写，教材内容涵盖资格考试全部内容及所有考试要求的知识点，满足学生获得"双证书"及相关工作岗位需求，有利于促进学生就业。

4. 注重数字化融合创新，力求呈现形式多样化

努力按照融合教材编写的思路和要求，创新教材呈现形式，版式设计突出结构模块化、新颖、活泼，图文并茂，并注重配套多种数字化素材，以期在全国中医药行业院校教育平台"医开讲–医教在线"数字化平台上获取多种数字化教学资源，符合职业院校学生认知规律及特点，以利于增强学生的学习兴趣。

本套教材的建设，得到国家中医药管理局领导的指导与大力支持，凝聚了全国中医药行业职业教育工作者的集体智慧，体现了全国中医药行业齐心协力、求真务实的工作作风，代表了全国中医药行业为"十三五"期间中医药事业发展和人才培养所做的共同努力，谨此向有关单位和个人致以衷心的感谢！希望本套教材的出版，能够对全国中医药行业职业教育教学的发展和中医药人才的培养产生积极的推动作用。需要说明的是，尽管所有组织者与编写者竭尽心智，精益求精，本套教材仍有一定的提升空间，敬请各教学单位、教学人员及广大学生多提宝贵意见和建议，以便今后修订和提高。

国家中医药管理局教材建设工作委员会办公室

全国中医药职业教育教学指导委员会

2018 年 1 月

《社区护理》
编委会

主　编

王连艳（四川中医药高等专科学校）

副主编

崔亚敏（山东中医药高等专科学校）

孙　丹（黑龙江中医药大学佳木斯学院）

编　者（以姓氏笔画为序）

王　焕（山东省青岛卫生学校）

王　松（陕西能源职业技术学院）

王智琴（江西中医药大学）

叶明华（安徽中医药高等专科学校）

刘　璐（沧州医学高等专科学校）

李为华（重庆三峡医药高等专科学校）

何红丽（南阳医学高等专科学校）

杨京楠（四川中医药高等专科学校）

杨　艳（保山中医药高等专科学校）

孟　惠（邢台医学高等专科学校）

赵莎莎（江西中医药高等专科学校）

袁　畅（湖北中医药高等专科学校）

程　亮（湖南中医药高等专科学校）

蔡天富（昆明卫生职业学院）

社区护理是护理学与公共卫生学相结合，用以促进和维护社区人群健康的一门新兴综合性应用型学科，是护理学专业的一门必修课程。

《社区护理》第二版是全国中医药行业高等职业教育"十三五"规划教材之一。本教材紧扣高职高专护理人才培养目标和要求，以健康中国战略为指引，立足基本医疗和公共卫生服务，突出社区护理"以健康为中心，以群体为焦点，以预防为理念"的特点，参照国家卫生行业标准和护士执业资格考试大纲，对接产业需求，定位岗位胜任力，结合社区卫生服务的新发展和编者多年的教学经验，在保持第一版基本框架的基础上进行了修订。

本版教材采用"模块+项目+正文"的格式体例和"3+3"（"学习目标、正文、复习思考"+"考纲摘要、知识链接、案例导入"）的布局结构，重点介绍了社区护理特有的理论、方法、技术和实践范畴，着重从整体健康的角度告诉学习者如何为社区的个人、家庭和群体提供护理服务。

本教材删除了第一版的社区公共环境卫生与健康，避免了与同套教材中《预防医学》相关内容的重复；将社区居民健康档案单列成模块二，突出了对社区护士文书规范和健康管理能力培养的重视；根据第三版《国家基本公共卫生服务规范》要求，对妇女、儿童、老年人、慢性病患者的健康管理等内容进行了重新编写；按照知识的关联性和概念间的包含关系，调整了社区健康教育和以社区为中心的护理的编排顺序，并将社区传染病预防和突发公共卫生事件管理、灾害护理与紧急救护两个模块相邻编排；按照预防医学、临床医学、康复医学的三段划分，以及保护健康、预防疾病、促进康复的护理任务递进，将社区康复护理编排在最后模块，并在第一版内容的基础上增加了病、伤、残者的社区康复护理。

本教材总共 10 个模块，可分为两个部分。其中，模块一至五为第 1 部分，介绍了社区护理的基本概念、基本理论和基本工作方法；模块六至十为第 2 部分，介绍了社区护理在基本医疗和公共卫生服务中的具体任务和作用。全书由十六名教师编写完成。其中模块一由杨京楠编写；模块二由王焕编写；模块三由孟惠、刘璐编写；模块四由崔亚敏编写；模块五由李为华、袁畅编写；模块六由赵莎莎、叶明华、王连艳编写；模块七由孙丹、何红丽、王松编写；模块八由杨艳编写；模块九由程亮编写；模块十由王智琴、蔡天富编写。

本教材既可作为普通高等职业教育和成人医学教育护理类专业专科层次

学生的教学用书，也可作为社区护士岗位培训教材和各级护理人员的参考学习资料。

本教材的编写得到了四川中医药高等专科学校、山东中医药高等专科学校、黑龙江中医药大学佳木斯学院、山东省青岛卫生学校、江西中医药大学、安徽中医药高等专科学校、沧州医学高等专科学校、南阳医学高等专科学校、重庆三峡医药高等专科学校、保山中医药高等专科学校、邢台医学高等专科学校、江西中医药高等专科学校、湖北中医药高等专科学校、湖南中医药高等专科学校、昆明卫生职业学院、陕西能源职业技术学院的大力支持和帮助，特此表示感谢！在本教材编写过程中，编者参考并吸收了国内外文献的观点和方法，谨向有关作者表示敬意和感谢！

由于我国社区护理的发展尚处于初级阶段，编者对海量文献难以掌握全面，疏漏和不足之处在所难免，恳请同仁和读者多提宝贵意见，以便再版时修订提高。

《社区护理》编委会

2018 年 3 月

扫一扫，看课件

模 块 一
社区卫生服务与社区护理

【学习目标】

1. 掌握社区卫生服务的概念、内容和特点；社区护理的定义；社区护士的角色、准入条件。

2. 熟悉社区的概念与功能；社区护理的特点、工作方法；社区护士的能力要求。

3. 了解社区的类型；社区卫生服务的机构设置；社区护理的发展。

随着医疗卫生体制改革的不断深入，社区卫生服务在我国医疗卫生保健体系中的地位越来越重要。社区护士作为社区卫生服务的重要力量，应了解我国社区卫生服务的特点和内容，明确自己的工作职责、工作范围和应具备的能力，承担起多种角色，努力为人民群众提供高质量的健康保健服务。

项目一 社区与社区卫生服务

案例导入

某社区卫生服务中心由一家铁路医院整体转型而来，主要承担辖区内 3.3 万居民的基本医疗与公共卫生服务。中心服务辖区面积约 28 平方公里，其中的肉联厂、石油库、铁路货场及多个物流仓库常年不间断装卸作业、列车编组，对社区居民的日常生活和健康造成了一定影响。5 年来，该中心与街道办事处及各居委会协作联动，以健康教育、慢病管理、计划免疫等为切入点，在该社区为居民积极开展防病、保健工作，极大地促进了居民的身心健康。

问题：

(1) 何谓社区？社区由哪些基本要素构成？

(2) 何谓社区卫生服务？社区卫生服务的内容包括哪些方面？

一、社区

（一）概念

"社区"（community）一词来源于拉丁语，具有团体、共同之意。1887年，德国社会学家斐迪南·滕尼斯首先将"社区"的概念引入到社会学领域，并将社区定义为："以家庭为基础的、传统的、富有人情味的、有着共同价值观念、关系密切的社会生活共同体。"

20世纪30年代，著名社会学家费孝通先生将"社区"一词引入中国，并将其定义为：社区是若干社会群体（家族、氏族）或社会组织（机关、团体）聚集在某一地域里所形成的一个生活上相互关联的大集体。

1974年，世界卫生组织（WHO）集合社区卫生护理界的专家，共同确定了适用于社区卫生服务的社区定义：社区是指某一固定的地理区域范围内的社会团体，其成员有着共同的兴趣，彼此认识且互相来往，行使社会功能，创造社会规范，形成特有的价值体系和社会福利事业。每个成员均经由家庭、近邻、社区而融入更大的社区。

目前，对社区的定义已有140余种，我国应用最广泛的还是费孝通先生所下的定义。

（二）构成要素

社区是构成社会的基本单位，是人们参与社会生活的基本场所，其构成包括以下四要素。

1. 人口　社区的存在必须以一定数量的人口为基础。人口是构成社区的核心，是社区存在的第一个前提。人口要素包括人口的数量、质量、构成和分布，反映了整个社区内部人口关系和社区整体面貌。WHO认为，一个有代表性的社区，其人口大约在10~30万之间。

2. 地域　社区总是存在于一定的地理空间中，其地域面积的大小、地理环境的好坏、自然条件的优劣，在一定程度上影响着人们的生产和生活。WHO认为，一个具有代表性的社区，面积约为5000~50000平方公里。

3. 认同　认同是指社区的主要文化及人群心理，包括相近的地缘、熟悉的语言、相似的行为、相同的习俗、一致的生活规范、共同的社会意识等，这些共同性将社区的居民组织起来，形成维系社区发展的文化纽带。

4. 互动　互动要素包括社区设施、生活制度及管理机构等。社区居民的各种社会活动都需要一定的生活设施作为保障，需要具体的规章制度来协调，需要相应的社会机构来管理，这些设施、制度和管理机构成为人们彼此联系、相互影响、共同生活的基础。

（三）类型

根据不同的分类标准，可将社区分为不同的类型。例如，依据是否为自然状态，可将社区分为自然社区和法定社区；依据是否从事农业生产活动，分为农村社区和都市社区；依据人类生活必需品的生产与分配的区位过程和规模，分为基本服务社区、商业社区、工业城镇和缺乏自身明确经济基础的社区等。

（四）功能

社区具有满足居民需要和管理的功能。社区功能的充分发挥有助于挖掘社区资源和开展社区卫生服务。社区功能可概括为以下五个方面。

1. 社会化功能　社区居民在其共同生活的过程中，根据自己所生活的地域及文化背景，形成了社区所特有的风俗习惯、文化特征、价值观念及意识形态等，这些群体习俗、文化和价值观又会影响社区的每一位居民，成为他们成长发展过程中一个重要的组成部分。

2. 生产、消费及分配功能　社区内部既有生活物资的生产机构，也有产品的分配规则和消费场所，俨然是一个小社会。但是，随着社会的发展，交通、运输、物流和通讯的日益便利，人们生活圈子不断扩大，生产、消费及分配需求已不再仅仅局限于本社区。

3. 社会参与和归属的功能　社区内的各种组织和社团为居民提供了自由参与和彼此交往的机会，人们可以通过这些组织和社团，满足自我实现的需要，比如参加老年大学、青少年活动中心、小区业主委员会等。

4. 社会控制功能　为维护社区居民的利益，发挥社区的各种功能，社区会制定一系列的社会条例、规范和制度，以促使居民遵守道德和法律，控制违纪和不道德行为，以营造良好的生活环境。例如，为了防止社区的噪音、空气污染、水污染制定的制度和政策等。

5. 相互支持及福利功能　相互支持及福利功能是指社区邻里间的相互帮助和社区内的养老院、福利院、活动中心等福利机构对居民的援助。当社区居民处于疾病或经济困难时，社区能够对其提供援助，满足居民需要。

二、社区卫生服务

世界卫生组织认为，社区卫生服务是改善全人类健康，特别是改善发展中国家贫困人群健康的一项根本措施。社区卫生服务以健康为中心，以预防为出发点，以社区为范围开展群体及个体的预防保健服务，需要社区有关人员，特别是卫生服务人员的密切配合。

（一）概念

国务院十部委在 1997 年发表的《关于发展城市社区卫生服务的若干意见》中明确指

出：社区卫生服务是社区建设的重要组成部分，是在政府领导、社区参与、上级卫生机构指导下，以基层卫生机构为主体，全科医师为骨干，合理使用社区资源和适宜技术，以人的健康为中心、家庭为单位、社区为范围、需求为导向，以妇女、儿童、老年人、慢性病患者、残疾人、贫困居民等为服务重点，以解决社区主要卫生问题、满足基本卫生服务需求为目的，融预防、医疗、保健、康复、健康教育、计划生育技术服务等为一体的，有效、经济、方便、综合、连续的基层卫生服务。

（二）工作内容

社区卫生服务不仅能为个人提供方便、快捷的基本医疗服务，而且能充分利用社区资源，为家庭及整个社区人群提供卫生保健服务。社区卫生服务的具体内容如下。

1. 社区卫生诊断　在社区管理部门的领导下，在卫生行政部门的指导下，了解社区居民健康状况，针对社区主要健康问题，制订和实施社区卫生工作计划，建立居民健康档案。

2. 健康教育　针对社区主要健康问题，开展面向群体和个人的健康教育，指导社区居民纠正不利于身心健康的行为和生活方式。

3. 社区防治　开展传染病、地方病及寄生虫病的社区防治；开展预防接种工作。

4. 精神卫生　开展精神卫生咨询、宣传、教育等保健活动。

5. 妇女保健　包括围婚期、产前、产后、更年期保健，以及配合上级医疗机构开展妇科疾病筛查。

6. 儿童保健　包括新生儿期、婴幼儿期、学龄前期、学龄期的保健，以及儿童各期常见疾病、多发疾病和意外伤害的预防指导。

7. 老年保健　指导老年人进行疾病预防、自我保健，建立老年社区系统管理和保健制度。

8. 社区医疗　提供一般常见疾病、多发病和诊断明确的慢性病的医疗服务。

9. 社区康复　了解社区功能障碍者的基本情况和医疗康复需求，提供康复治疗和咨询。

10. 计划生育技术服务　为已婚人群提供避孕、节育的相关知识指导，提供避孕药具以及相关咨询。

11. 社区卫生信息　开展社区卫生服务信息的收集、整理、统计、分析与上报工作。

（三）工作特点

社区卫生服务以基本医疗和公共卫生服务为基本职能，具有较强的公益性，强调预防为主和以人为中心的服务理念，与医院服务相比具有以下特点。

1. 以人群为中心，考虑集体的健康　社区卫生服务的对象包括个人、家庭、群体、社会，服务重点倾向于集体。

2. 以促进健康和预防疾病为主要任务　社区卫生服务的主要内容是促进健康、预防疾病，为此需要对社区卫生服务状况进行调查，分析社区存在的主要健康问题及其影响因素。

3. 社区卫生服务需要良好的组织管理　社区内不同的卫生机构分担着不同的任务，需要相互之间协调工作才能更好地为社区健康服务。同时要调动社区各方面的力量，共同参与，以促进社区的健康。

（四）机构设置

1. 原则　社区卫生服务机构设置要遵循以下原则：①坚持社区卫生服务的公益性质，注重卫生服务的公平性、效率性和可及性；②坚持政府主导，鼓励社会参与，多渠道发展社区卫生服务；③坚持实行区域卫生规划，立足于调整现有卫生资源、辅以改建、扩建和新建，健全社区卫生服务网络；④坚持公共卫生和基本医疗并重，中西医并重，防治结合；⑤坚持以地方为主，因地制宜，探索创新，积极推进。

2. 标准

（1）服务范围　我国社区卫生服务机构由省管辖、市政府统一规划设置，原则上要求3～10万居民或街道所辖范围规划设置一个社区卫生服务中心，根据需要规划设置社区卫生服务站。

（2）床位　根据服务范围和人口数量，至少设置观察床5张；根据医疗机构设置规划，可设一定数量的以护理康复为主要功能的病床，但不得超过50张。

（3）科室　至少有临床科室（全科、中医、康复治疗、抢救室、预检分诊室）、预防保健、医技及其他科室。

（4）人员　至少有6名全科医学专业的临床类别、中医类别执业医师，9名注册护士；至少有1名副高以上职称的执业医师、公共卫生执业医师、中级以上职称的执业注册护士；每名执业医师至少配备1名执业注册护士；设病床的，每5张病床至少增加配备1名执业医师、1名执业注册护士。

（5）房屋　建筑面积不少于1000m²，布局合理，充分体现保护患者隐私、无障碍设计要求，并符合国家卫生学标准。设病床的，每设一个床位至少增加30m²建筑面积。

（6）设备　诊疗设备、辅助检查设备、预防保健设备、健康教育设备及其他。

项目二　社区护理

社区护理是社区卫生服务的重要组成部分，是一种全科、整体、多方位、贯穿人类生命过程的全程护理保健服务，其目的是提高全民族的健康水平及生活质量。社区护理有其特定的理论、概念、工作范围及工作方法。明确社区护理的概念，了解国内外社区护理的发展过程，将有助于社区护士更好地定位社区护理工作。

一、 概述

（一）概念

社区护理也称为社区卫生护理或社区保健护理，起源于公共卫生护理，在 20 世纪 70 年代由美国露丝·依思曼首次提出。美国护理协会对社区护理的定义是：社区护理是将公共卫生学及护理学理论相结合，用以促进和维护社区人群健康的一门综合学科。

我国将社区护理定义为：社区护理是综合应用护理学和公共卫生学的理论与技术，以社区为基础、以人群为对象、以服务为中心，将医疗、预防、保健、康复、健康教育、计划生育技术指导等融于护理学中，并以促进和维护人群健康为最终目标的连续性的、动态性的和综合性的护理专业服务。

（二）服务对象

社区护理的对象包括个人、家庭、团体、不同的人群、组织及社区六个层次，见表 1-1。

表 1-1 社区护士的服务对象

服务对象	特点	健康评估	护理参与
个人	个人不同的健康需求	个人的健康评估：包括个人的实力、问题及需求	护士与服务对象之间的互动
家庭	以家庭系统为基础的小团体的健康需求	个体与家庭实力、问题及需求	家访中护士与家庭成员之间的互动
团体	团体的公共利益、问题及需求	团体动力、效率及目标；团体能否满足成员的需求	社区护士作为小组成员及领导者
人口群体	由相同问题和需求的一群人的聚集	公共问题、需求和主要的生命统计资料	针对该人口群体的明确需求采用护理措施
组织	有共同地点、目标的组织	组织的健康评估，包括组织的目标、结构、交流和组织形式与该组织实力、问题及需求的关系	护士作为此组织的顾问或雇员，应用护理程序发现健康问题及需求，采取护理措施
社区	一群居住在同一区域的人	社区的健康评估，包括分析系统、实力、特点、问题和需求	护士作为社区健康领导者、参与者和保健提供者

（三）工作内容

根据世界卫生组织对社区护士的要求和我国《社区护士管理的指导意见（试行）》规定，社区护理工作内容包括以下方面。

1. 社区健康护理 收集整理及统计分析辖区内人群的健康资料，了解社区群体健康状况及分布情况，及时发现社区群体健康问题和影响因素，参与检测影响群体健康的不利因素，参与处理和预防紧急意外事件和传染病的预防。

2. 家庭健康护理　通过家庭访视和居家护理的形式深入家庭，不仅对家庭中的患者或有健康问题的个人进行护理和保健指导，还应注重家庭整体功能的健康，对家庭整体健康进行护理。

3. 社区保健服务　侧重于社区中重点人群的日常生活与健康管理，利用定期健康检查、家庭访视、居家护理等机会，对社区的儿童、妇女、老年人进行保健指导。

4. 社区健康教育　健康教育是社区护理工作的基本内容，教育对象可以是社区内具有不同健康需求的个人、家庭和群体，教育内容包括疾病预防、健康促进、疾病康复等，可通过举办学习班、发放宣传资料等多种方式进行。

5. 居家慢性病患者、残疾人和精神障碍者的管理　为已诊断明确的居家患者提供基础或专科的护理服务，配合全科医生进行病情观察与治疗，进行精神卫生护理、慢性病防治与管理、营养与饮食指导，为患者及家属提供护理服务及健康教育。

6. 计划免疫与预防接种　参与完成社区儿童计划免疫工作，进行免疫接种的实施与管理。

7. 定期健康检查　与全科医师共同进行定期健康普查的组织、管理，并建立居民健康档案。

8. 社区急重症患者的转诊服务　帮助那些在社区无法进行妥善的抢救和管理的急重症患者，安全转入适当的医疗机构，使其得到及时、必要的救治。

9. 社区传染病预防及环境、职业健康与安全管理　参与社区传染病的预防与控制工作，对社区居民进行预防传染病的知识培训，提供一般消毒、隔离技术等护理指导与咨询。对社区的环境进行监测和维护，以保护社区人群的安全，对某些特殊职业的群体应提供防护信息与措施，以保护其身心健康。

10. 社区临终护理服务　为社区的临终患者及其家属提供他们所需要的综合护理服务，提高人生最后阶段的生命质量，减轻对家庭其他成员的身心影响。

（四）特点

1. 以健康为中心　社区护理强调促进和维护人群健康，而不仅仅是治疗和护理疾病，预防性服务与基本医疗护理服务在社区护理工作中同等重要。

2. 以人群为对象　社区护理的服务对象是社区全体居民及其所生存的环境。护士要收集整个人群的健康信息，分析并解决群体的健康问题，而不是单纯只照顾一个人或一个家庭。

3. 具有高度的自主性与独立性　在社区护理过程中，护士常常独自深入个案家庭或其他生活场所提供护理服务，因此需要护士具备较强的独立工作能力。

4. 多部门的密切合作性　社区护理的内容及服务对象决定了社区护士在工作中不仅要与卫生保健人员密切配合，还要与社区居民以及社区的各种团体进行密切合作。

5. **工作方法的综合性** 社区护理对象的广泛性，护理需求的差异性，以及人群健康危险因素的复杂性，决定了护士需采用综合性的方法开展护理工作。

6. **长期性与连续性服务** 社区护理不会因服务对象某一健康问题的解决而终止，而是要在不同的时间、空间范围内为人群提供连续的、全面的整体护理。

7. **可及性护理服务** 社区护理属于初级卫生保健范畴，要求所提供的服务是社区所有居民在需要时能够获得的，应具有就近性、方便性、主动性，以满足社区人群的健康需求。

（五）发展简史

1. **国外** 美国护理学者艾伦德尔与史普德利依据服务对象、护理服务导向、服务重点以及所属服务机构的变革，对社区护理的发展进行了划分，见表1-2。他们认为，社区护理的服务对象和护理服务导向，从早期的服务贫病个案，延伸至生病个案和家庭，到强调以社区和群体为主；服务重点从早期以疾病治疗为主，随后加入预防观念，到强调健康促进和疾病预防；服务机构由早期以民间慈善或宗教团体主导，发展到以自愿团体为主、政府机构为辅阶段，至今呈现机构多元化情形；都具有典型的阶段性。

表1-2 世界社区护理发展史

发展阶段	早期家庭照顾 1859年以前	地段访视护理 1859～1899年	公共卫生护理 1900～1969年	社区护理 1970年至今
服务对象	贫病者	贫病者	有需要的民众	社区整体
护理服务导向	个人	个人	家庭	群体
服务重点	疾病治疗	疾病治疗 开始注重疾病防治	疾病治疗 与疾病防治	健康促进 与疾病预防
服务机构属性	民间慈善 宗教团体	志愿团体为主 官方机构为辅	政府机构为主 志愿团体为辅	多元性

2. **国内** 我国公共卫生护理教育始于1925年，北京协和医院创办了"第一公共卫生事务所"，专门培养公共卫生护理人员。1932年，政府设立中央卫生实验处训练公共卫生护士。1936年，成立了包括公共卫生护士的公共卫生人员训练班。1945年，北京协和医学院成立了公共卫生护理系，课程包括健康教育、心理卫生、家庭访视与护理技术等。

1994年，卫生部所属的8所高等医科大学与泰国清迈大学联合开办护理硕士班，在硕士课程中设置了社区及家庭护理课。1996年5月，中华护理学会在北京举办了"全国首届社区护理学术会议"，会议倡导要发展及完善我国的社区护理，重点是社区中的老年人护理、母婴护理、慢性病及家庭护理等。1997年，首都医科大学设立了社区护理专科，并于同年开始招生。

2002年，卫生部《关于社区护理管理的指导意见（试行）的通知》中，界定了社区护士的定义和基本条件，2005 年又做了一些修改和补充。自 2006 年国务院发布《发展城市社区卫生服务的指导意见》以来，社区护理的人才培养模式、人力要求、服务内容和服务形式逐渐开始规范发展。2016 年，国家卫生和计划生育委员会《关于印发全国护理事业发展规划（2016—2020 年）的通知》中进一步指出：加快社区护理发展。加强社区护士队伍建设，增加社区护士人力配备，通过"请进来、送出去"等方式加强社区护士培训，使其在加快建设分级诊疗制度和推进家庭医生签约服务制度中，充分发挥作用。鼓励大型医院通过建立护理联合团队等，发挥优质护理资源的辐射效应，帮扶和带动基层医疗卫生机构提高护理服务能力，特别是健康管理、康复促进、老年护理等方面的服务能力。鼓励基层医疗卫生机构发展家庭病床和居家护理，为长期卧床患者、晚期姑息治疗患者、老年患者等人群提供护理服务。

随着健康中国战略的推进，人们主动寻求医疗卫生服务的意识增强，发展、完善社区护理将是我国护理事业的工作重点之一。

二、 工作模式与方法

（一）社区护理模式

1. **纽曼的系统模式** 纽曼认为，人是一个生理、心理、社会、文化、发展与灵性结合的整体，也是一个与环境保持互动的开放系统，具有防御及抵抗外来压力、在环境中维持稳定的能力；健康是指个人系统的最佳稳定状态；社区护理是一种特殊专业，主要目的是帮助人体系统保持平衡与稳定。社区也是一个有边界的系统性整体，社区护理工作应重视社区中各个组织、社区人员之间的相互作用、相互依赖，以及各子系统和相关因素的整合。

2. **"与社区为伙伴"的模式** 该模式由安德逊、麦克法林与赫尔登提出，模式将压力、压力源所产生的反应、护理措施以及三级预防的概念，纳入护理程序，强调护理的对象是整个社区。模式指出，在社区护理中，首先应注意对社区压力源的评估。并将护理过程分为五步：①进行社区人口特征、物理环境、社会系统评估；②找出社区压力源和压力反应，确定护理诊断；③在制订护理计划时遵循三级预防护理措施；④在执行时，需社区以及被护理者主动参与；⑤进行评价，达到维持社区平衡健康的目的。此模式比较适合对社区特殊人群如老年人、妇女、儿童等护理保健应用。

3. **"公共卫生护理概念"模式** 该模式由怀特于 1982 年提出，整合了护理程序的步骤、公共卫生护理的范畴与优先次序以及影响健康的因素。该模式强调，社区护士在进行护理时必须要了解影响个案或群体健康的因素，包括：①人类-生物的决定因素；②环境的决定因素；③医学技术或医疗机构的决定因素；④社会性的决定因素。其次，护理人员在制订计划时应按照优先次序，即预防、促进和保护。最后，在执行护理措施时，要运用教育、工程和强制三种常用措施：①教育，即提供个案卫生咨询，使个案能够主动且正向地改变其态度与行为；②工程，即应用科学技术的方法控制危险因子，避免大众受到危害；③强制，即以强制的法律规则迫使大众施行，以达到有益健康的结果。此模式在应用过程中，要求社区护士应从预防疾病、维护和促进健康的公共卫生角度，对社区群体、家庭、个案进行评估、诊断、计划、执行及评价。适用于社区护士在社区中开展社区流行病学调查、健康教育、健康促进等工作时应用。

4. "以社区为焦点的护理程序"模式 此模式是斯坦诺普与兰开斯特在"与社区为伙伴"模式的基础上发展起来的，是我国临床护士比较熟悉的整体护理模式。模式强调，社区护理的程序包括六个阶段，其中第二至第六阶段与护理程序的五个步骤基本相同。第一阶段，即开展护理程序之前，必须与个案建立"契约式的合作关系"，使社区民众了解社区护士的角色功能与护理目标。

（二）工作方法

社区护理的工作方法有护理程序、健康教育、家庭访视和居家护理等，见表1-3。

表1-3 社区护理工作常用的方法

方法	含义	对象	特点
社区中的护理程序	社区护士应用护理程序对社区的个人、家庭和社区整体的健康进行护理的过程	生活在社区的现存或潜在健康问题的个人、家庭和社区	应用护理程序对社区患者、问题或危机家庭以及社区群体和环境的健康进行护理
社区中的健康教育	社区护士对社区居民进行的有目的、有计划、有组织的教育活动	社区内具有不同健康需求的个人、家庭及群体	以健康教育理论模式为框架，运用护理程序进行有目的、有计划的教育
家庭访视	社区护士深入到现存健康问题或潜在健康问题的家庭，对其进行访视，收集个人、家属、家庭环境等相关资料，进行家庭整体护理	现存或潜在健康问题的个人或家庭。常见的有孕妇家庭和现存或潜在健康问题的家庭	在家庭访视中社区护士的主要作用是协调、计划和指导
居家护理	社区护士深入家庭对患者进行具体护理和指导	需要生活照顾的老年患者、慢性病患者、需要基础护理和特殊护理的患者等	以护理技术操作、生活护理及各种护理指导为主

三、 社区护士

（一） 社区护士的角色

社区护士（community health nurse）是指在社区卫生服务机构及其他有关医疗卫生机构从事社区护理工作的护理专业技术人员。社区护士在社区卫生服务中承担着多种角色。

1. 照顾者 运用护理知识和技能直接为社区的患者及其家庭提供护理服务。

2. 健康教育者　运用健康教育原理与方法，提高居民的健康意识与能力，改变其危险行为，预防疾病、建立健康的行为和生活方式，以促进健康。

3. 健康咨询者　运用沟通技巧，解答服务对象对疾病与健康的疑惑，使其了解自己的健康状况，并以积极有效的方法应对健康问题，提高健康水平。

4. 健康代言者　在卫生政策和法律范围内，通过各种合适的方式帮助服务对象寻求支援，努力使卫生保健系统、社会福利系统等相关部门更多地满足社区个人及群体的需求。

5. 组织与管理者　负责管理社区居民的健康问题，以及服务机构内的物资、药品、档案和各类活动的安排等。

6. 协调与合作者　协调与社区相关人员及机构之间的相互关系，维持有效的沟通，确保各项护理服务的顺利进行，使护理对象能获得最适宜的、整体性的社区卫生服务。

7. 康复训练者　对社区的残疾人进行心理康复教育，协助功能康复训练，使其在疾病限制下发挥身体的最大能力，利用残肢或矫正用具工作或生活，减轻对家庭及社会的依赖。

8. 观察者及研究者　社区护士作为基层一线卫生保健人员，最有机会发现家庭、社区中的压力和环境中的危险因素等，参与或主持相关研究工作，探索有效的护理干预策略。

9. 个案管理者　对社区的精神障碍患者和其他慢性病患者进行个案管理。在充分评估患者需求的基础上，利用社区资源，协调各类服务，为个案提供整体的、连续的服务。

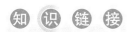

社区护士的素质

1974 年，世界卫生组织制定了三项社区护士必备的素质要求。

1. 必须有以促进社区健康为己任的责任感，积极为社区的健康代言、游说及提供服务。

2. 必须要以照顾弱势群体为重点。社区护士必须有独立自主的能力，优先帮助弱势群体，如老人、妇女、儿童、残疾人等。

3. 必须善于和服务对象合作，尊重其自主性，能与人共事，充分发挥团队精神，获取最大效益。

（二）社区护士的能力

社区护理工作范围广、覆盖面大、综合性强，社区护士要想在其中扮演好各种角色，履行好职责，完成好任务，必须具备以下能力。

1. 人际交往与沟通能力　充分运用社会学、心理学及人际沟通技巧方面的知识与技能，与全科医师和其他卫生保健人员以及相关机构工作人员进行有效协作，赢得服务对象的理解与配合，更好地开展工作。

2. 综合护理能力　主要包括各专科护理技能及中西医结合的护理技能。

3. 独立判断和解决问题的能力　社区护士在很多情况下需要独立进行各种护理操作、运用护理程序、开展健康宣教、进行咨询或指导。

4. 预见能力　即在问题发生之前，找出可能的潜在因素，从而有针对性地制订护理干预计划，采取措施，为社区居民提供预防性的服务，以避免或减少问题的发生。

5. 组织、管理能力　能够策划健康项目并执行推广，并在全方位社区卫生服务过程中扮演管理者角色。

6. 调研、科研能力　社区护士应具备一定的科研能力，能独立或与他人共同进行社区护理科研活动。在社区护理实践中，总结经验，提出新的观点，探索适合国情的社区护理模式，推动我国社区护理事业的发展。

7. 自我防护能力　社区护士所提供的护理服务，应有完整记录，必要时应与患者或其家属签订有关服务协议书，作为提供服务的法律依据。在非医疗场所提供护理服务时，还应注意保护自我的人身安全。

（三）我国社区护士的准入条件

2002 年，卫生部印发《社区护理管理的指导意见》规定，社区护士的准入条件为：

1. 具有国家护士执业资格并经注册。

2. 通过地（市）以上卫生行政部门规定的社区护士岗位培训。

3. 独立从事家庭访视护理工作的护士，应具有在医疗机构从事临床护理工作 5 年以上的工作经历。

✎ 考纲摘要

1. 世界卫生组织认为，一个有代表性的社区，人口大约在 10～30 万之间。

2. 社区护理起源于公共卫生护理，20 世纪 70 年代由美国的露丝·依思曼首次提出。

3. 社区护理以健康为中心，以人群为对象，服务具有高度的自主性、独立性、长期性、连续性和可及性。

4. 社区护士应具有国家护士执业资格并经注册；通过地（市）以上卫生行政部门规定的社区护士岗位培训；有 5 年以上临床护理工作经历方可独立从事家庭访视工作。

复习思考

一、单选题

1. 构成社区的最基本要素是（　　）
   A. 人群和地域　　　　B. 人群和生活服务设施　　C. 地域和生活服务设施
   D. 文化背景和生活方式　E. 生活制度和管理机构

2. 下列关于社区护理的描述**不正确**的是（　　）
   A. 是一门应用性学科　　B. 以预防保健为主　　　C. 强调个体健康
   D. 强调多学科协作性　　E. 强调综合性服务

3. 社区护理起源于（　　）
   A. 康复医学　　　　　B. 替代护理　　　　　C. 临床医学护理
   D. 公共卫生护理　　　E. 生活护理

4. 下列**不属于**社区护士角色的是（　　）
   A. 领导者　　　　　　B. 照顾者　　　　　　C. 康复训练者
   D. 健康教育者　　　　E. 管理者

5. 社区护士的基本条件**不包括**（　　）
   A. 接受过全日制护理教育　　　　　　B. 取得护士执业资格
   C. 具有高中以上文化水平　　　　　　D. 通过社区护士岗位培训
   E. 独立家访应有 5 年临床经历

二、论述题

患者，男性，76 岁，因脑出血瘫痪卧床 1 年，生活不能自理且依赖性很强，目前在家中由退休的女儿照顾。护士在家庭访视时发现，患者的女儿在护理父亲的过程中出现了不耐烦的情绪，并主诉近来经常失眠。

问题：

（1）依据社区护士职责，护士应对该家庭提供哪些护理？

（2）社区护士要处理好上述问题，应具备哪些能力？

扫一扫，知答案

扫一扫，看课件

模 块 二
社区居民健康档案

【学习目标】

1. 掌握居民健康档案的概念、建档方式、建档对象及建档过程。

2. 熟悉居民健康档案的类型、主要内容、使用及管理。

3. 了解居民健康档案的作用。

随着我国社区卫生服务事业的不断发展，居民健康档案的规范管理越发重要。社区护士作为初级卫生保健的重要力量，应该熟悉居民健康档案的类型、内容和建档要求，以便动态管理好辖区内居民的健康档案，充分利用好居民的健康信息，更好地为居民提供连续、综合、适宜、经济的公共卫生服务和基本医疗服务。

项目一　社区居民健康档案的概述

案例导入

为了进一步完善居民健康档案信息，社区护士小张在整理资料时发现，很多健康记录单没有及时装入居民健康档案袋内，部分资料信息记录有误，导致健康档案无法正确、连续地提供居民的健康状况信息。

问题：

（1）什么是居民健康档案？建立居民健康档案的目的是什么？

（2）一份完整的居民健康档案包括哪些内容？

一、 居民健康档案的概念

居民健康档案是一个连续、综合、个体化的健康信息记录资料库,是社区卫生服务机构为居民提供医疗卫生服务过程中的规范记录,也是社区卫生服务人员为社区居民提供有针对性的诊疗和卫生保健服务的基础。

2009 年 5 月,卫生部颁布的《健康档案基本架构与数据标准》中指出:健康档案是居民健康管理过程的规范、科学记录,是以居民个人健康为核心,贯穿整个生命过程,涵盖各种健康相关因素、实现多渠道信息动态收集,满足居民自我保健和健康管理、健康决策需要的信息资源。

二、 居民健康档案的作用

居民健康档案是居民享有均等化公共卫生服务的重要体现,是医疗卫生机构为居民提供高质量医疗卫生服务的有效工具,是各级政府及卫生行政部门制定卫生政策的参考依据。因此,建立和完善社区居民健康档案具有十分重要的作用。

1. 提高居民自我保健能力 居民健康档案是自我保健不可缺少的医学资源,居民可以通过查阅自己的健康档案,系统、完整地了解自己不同生命阶段的健康状况和利用卫生服务资源的情况;通过对一段时间内相关医学检查及接受卫生服务效果的数据比较,发现自身健康状况的变化及疾病发展趋势等,提高自我保健的意识和识别健康危险因素的能力。

2. 开展个体化医疗服务 居民健康档案详细、连续的记录了个人的健康问题、所患疾病及相关的危险因素,是开展连续性服务的基础,是实现双向转诊的必备条件,也是评价居民个体健康水平并针对个体进行医疗、预防、保健和康复的重要依据。

3. 实现群体健康管理 居民健康档案汇集了丰富的居民健康相关信息,通过定期汇总分析,可以动态监测社区居民患病情况,及时掌握社区居民中健康问题的发生、发展规律和变化情况,辨识高危人群,了解患者的来源、疾病构成、年龄、职业、时间、地区的分布,以及疾病的严重程度等;可以动态监测相关危险因素的变化,及时制订或调整群体预防保健项目,对个体或群体进行针对性的健康教育;可以动态监测重点人群健康管理状况,及时采取措施,提高管理效果。

4. 提供科研教学资源 居民健康档案收集一个人从出生到死亡的过程中健康状况的发展变化情况及所接受的各项卫生服务记录,资料全面、连续,不但满足了基层卫生服务机构连续性医疗服务的需要,还可以为各种不同类型的课题研究提供良好素材。而以问题为向导的健康记录,重视背景资料的作用,反映居民生理、心理、社会方面的问题,具有连续性、逻辑性,有利于培养学生临床思维和处理患者的能力。

5. 满足健康决策需要　完整的健康档案能及时、有效地提供各类卫生统计信息，帮助卫生行政管理部门客观地评价居民健康水平、医疗费用负担以及卫生服务工作的质量和效果，为区域卫生规划、卫生政策的制定以及突发公共卫生事件的应急指挥提供科学决策依据。

三、 居民健康档案的类型

社区居民健康档案包括个人健康档案、家庭健康档案和社区健康档案。根据国家基本公共卫生服务规范要求，基层卫生服务机构要以家庭为单位建立居民的个人健康档案，同时获得家庭相关信息。个人健康档案和家庭健康档案采用以问题为导向的记录方式，使记载的健康问题简明、重点突出、条理清楚，便于计算机网络管理，以备资料的查阅和分析处理。社区健康档案的建立则需要通过社区健康调查，将社区卫生服务状况、卫生资源及居民健康状况进行统计分析后才得以建立。经过多年的工作实践，很多地区把家庭健康档案的部分内容纳入到个人健康档案进行记录。

根据记录材质，健康档案可以分为纸质健康档案和电子健康档案。电子档案与新农合、城镇基本医疗保险等医疗保障系统相衔接，并可实现各医疗卫生服务机构间的数据互通互联，为社区居民跨医疗机构、跨地区就医行为的信息共享提供了保证。

（一）个人健康档案

个人健康档案是记录个人从出生到死亡的整个过程中，其健康状况的发展变化情况及所接受的各项卫生保健服务记录的总和，是完整的个人健康信息。个人健康档案在全科医疗和社区卫生服务中使用最频繁，价值也最高。根据《国家基本公共卫生服务规范（第三版)》，我国居民个人健康档案内容包括个人基本信息、健康体检、重点人群健康管理记录和其他医疗卫生服务记录。

1. 居民健康档案封面　包括姓名、现住址、户籍地址、联系电话、乡镇（街道）名称、村（居）委会名称、建档单位、建档人、责任医生、建档日期等信息，见附录2-1。

2. 个人基本资料　为居民的静态健康档案，包括姓名、性别、出生日期、文化程度、职业、婚姻状况等基础性信息和药物过敏史、暴露史、既往史、家族史、遗传病史、生活环境等基本健康信息，见附录2-2。

3. 健康体检　包括一般健康检查、体格检查、生活方式、疾病诊疗过程、健康问题、健康评价及健康指导等，见附录2-3。

4. 重点人群健康管理记录　包括0~6岁儿童、孕产妇、老年人、慢性病患者、严重精神障碍患者和肺结核患者等各类重点人群的健康管理记录。

5. 其他医疗卫生服务记录　主要包括接诊、会诊记录、转诊、居民健康档案信息卡等，见附录2-4、附录2-5、附录2-6、附录2-7。

（二）家庭健康档案

家庭健康档案是以家庭为单位，记录家庭成员和家庭整体在医疗保健活动中的健康基本状况、疾病动态、预防保健服务利用情况等的信息资料。内容主要包括封面、家庭基本资料、家系图、家庭卫生保健记录、家庭健康相关资料、家庭主要健康问题目录和问题描述、家庭各成员健康资料（其形式与内容如前述个人健康档案）。

（三）社区健康档案

社区健康档案是记录社区自身特征及居民健康状况的文件资料，是以社区为单位，通过入户居民卫生调查、现场调查和现有资料搜集等方法，收集和记录反映社区主要健康特征、环境特征与资料及其利用状况的信息，并在系统分析的基础上评价居民健康需求，最终达到以社区为导向进行整体性和协调性医疗保健的目的。完整的社区健康档案包括社区基本资料、社区卫生服务资源、社区卫生服务状况、社区居民健康状况等内容。

项目二　社区居民健康档案的建立

一、建档方式

城乡居民健康档案的建立，应当在县（市、区）卫生行政部门的统一领导下，由基层医疗卫生机构具体负责。主要方式有以下两种。

（一）个别建档

辖区居民到乡镇卫生院、村卫生室、社区卫生服务中心（站）接受服务时，由医务人员负责为其建立居民健康档案，并根据其主要健康问题和服务提供情况填写相应记录，同时为服务对象填写并发放居民健康档案信息卡。建立电子健康档案的地区，逐步为服务对象制作发放居民健康卡，替代居民健康档案信息卡，作为电子健康档案进行身份识别和调阅更新的凭证。个别建档是一对一的建档方式，医务人员有充裕的时间进行调查和健康检查，保证了健康档案的完整性和真实性。

（二）社区全面建档

通过入户服务（调查）、疾病筛查、健康体检等多种方式，由乡镇卫生院、村卫生室、社区卫生服务中心（站）组织医务人员为居民建立健康档案，并根据其主要健康问题和服务提供情况填写相应记录。这种群体性建档速度快，但因建档对象多，工作量大，容易出现资料填写遗漏，准确性不高而影响档案的质量。

居民在医疗卫生服务过程中的健康档案相关记录表单，应装入居民健康档案袋统一存放。对已建立居民电子健康档案信息系统的地区，乡镇卫生院、村卫生室、社区卫生服务中心（站）应通过上述方式为个人建立居民电子健康档案，并按照标准规范上传区域人口健康卫生信息平台，存放在电子健康档案数据中心，实现电子健康档案数据的规范上报和管理。

二、 建档对象

《卫生部关于规范城乡居民健康档案管理的指导意见》规定，居民健康档案的建立要遵循自愿与引导相结合、突出重点、循序渐进的原则，建档对象为辖区内常住居民，包括在本社区居住半年以上的户籍及非户籍居民，其中0～6岁儿童、孕产妇、老年人、慢性病患者、严重精神障碍患者和肺结核患者等人群是建立健康档案的重点人群。医疗卫生机构应优先为重点人群建立健康档案，并逐步扩展到全人群。到2020年，全国初步建立起覆盖城乡居民的，符合基层实际的统一、科学、规范的健康档案建立、使用和管理制度。

三、 建档过程

在居民健康档案的建立过程中，应首先确定建档对象，再确定建档方法；建立好健康档案后，向居民发放居民健康档案信息卡（或居民健康卡），以方便档案的使用和管理。

（一）确定建档对象

1. 对到机构接受服务的居民 首先询问是否在本社区居住及居住时间，判断是否为辖区常住居民，再进一步确认是首诊还是复诊。对首诊居民要询问其建立健康档案的意愿，宣传解释建立健康档案的好处，引导其接受健康档案建档。特别是重点人群，要重点宣传引导，努力争取其配合与支持。对复诊居民，要询问是否已建立健康档案，如未建档，则按首诊要求进入健康档案建档流程，进行即时建档，或预约建档。

2. 对需要入户服务的居民 医务人员要提前查阅服务对象是否已经建立健康档案，对已经建档者，则携带相关的健康档案表单入户，准备更新相关信息。对尚未建档者，应根据服务对象的具体情况，携带相关材料，作好建档准备。

确定健康档案建档对象的流程，见图2-1。

（二）建立健康档案

居民健康档案建档是指完成《健康档案封面》和《个人基本信息表》，其中0～6岁儿童基本信息填写在《新生儿家庭访视信息表》上，不需要填写《个人基本信息表》。

1. 健康档案封面 档案编码采用17位编码制，以国家统一行政区划编码为基础，以村（居）委会为单位，编制居民健康档案唯一编码，见附录2-1。同时将建档居民的身份证号作为身份识别码，为在信息平台上实现资源共享奠定基础。姓名、联系电话应与个人基本信息表的内容一致；现住址和户籍地址应填写完整，包括所在区、乡（街）、村（居）委会、门牌；户籍地址应包括省（市）名称。建档单位填写乡镇卫生院或社区卫生服务中心全称；建档人可以是责任医生本人，也可以是其他医护人员。

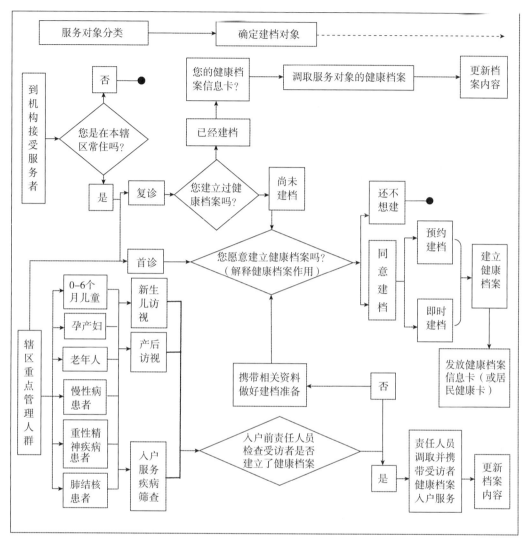

图 2-1 确定建档对象流程图

2. **个人基本信息表** 个人基本信息表包括12个方面的内容，涉及人口学特征、健康与疾病史等最基本的、变动相对较少的个人信息，见附录2-2。如果居民的个人信息有所变动，可在原条目处修改，并注明修改时间或重新填写。若失访，在空白处写明失访原因。若死亡，写明死亡日期和死亡原因。若迁出，记录迁往地点基本情况、档案交接记录。

3. **健康档案填写要求** ①用钢笔或圆珠笔，不得用铅笔或红色笔书写；字迹要清楚，书写要工整；②数字或代码一律用阿拉伯字书写，数字和编码不要填出格外，如果数字填错，用双横线将整笔数码划去，并在原数码上方工整填写正确的数码，切勿在原数码上涂改；③涉及到疾病诊断名称时，疾病名称应遵循国际疾病分类标准 ICD-10，涉及到疾病中医诊断病名及辨证分型时，应遵循《中医病证分类与代码》（GB/T15657-1995，TCD）；

④凡有备选答案的项目，应在该项目栏的"□"内填写与相应答案选项编号对应的数字；没有备选答案的项目用文字或数据在相应的横线上或方框内据情填写。

（三）发放居民健康档案信息卡

建档结束，应填写居民健康档案信息卡，并发放给建档对象。居民健康档案信息卡为正反两面，含有居民个人的基本信息、健康档案编码、所患主要疾病、过敏史、紧急联系人、建档责任人和管案机构等信息，见附录2-7。居民健康档案信息卡是居民在复诊、转诊或接受健康管理时医护人员调取健康档案的索引，是居民享受所在辖区基层医疗卫生机构免费提供的基本公共卫生服务的依据，也是特殊疾病患者出现紧急情况时，发现者联系其家属和责任医护人员的指南。卡上所填内容，应与健康档案对应项目的填写保持一致。出生日期按照年（4位）、月（2位）、日（2位）顺序填写，如19490101。过敏史主要指青霉素、磺胺、链霉素过敏或其他物质（如花粉、酒精、油漆过敏等），要写明过敏物质名称。

项目三　社区居民健康档案的使用和管理

一、社区居民健康档案的使用

（一）社区居民健康档案的使用要求

健康档案要统一编号，集中放在社区卫生服务中心（站）或门诊部，并由专人负责保管。档案在装订时，以户为单位，家庭健康档案在前，个人健康档案附后。具体使用要求如下。

1. 已建档居民到乡镇卫生院、村卫生室、社区卫生服务中心（站）复诊时，在调取其健康档案后，由接诊医生根据复诊情况，及时更新、补充相应记录内容。

2. 入户开展医疗卫生服务时，应事先查阅服务对象的健康档案并携带相应表单，在服务过程中记录、补充相应内容。已建立电子健康档案信息系统的机构应同时更新电子健康档案。

3. 对于需要转诊、会诊的服务对象，由接诊医生填写转诊、会诊记录。

4. 所有的服务记录由责任医务人员或档案管理人员统一汇总、及时归档。

（二）社区居民健康档案的使用范围

居民的健康档案属于居民个人的隐私，其使用应在一个安全和私有的环境下进行。它允许居民及其医疗保健团队共享，但只能用于医疗、卫生保健服务，以及相关的教学、科研工作和卫生行政部门的卫生决策，特殊情况可用于司法。除居民接受医疗卫生保健服务调取档案外，其他人员调用档案必须有严格的条件限制，确保档案使用符合规定的条件，使居民的个人健康信息限定在最小的知晓范围内。

二、 社区居民健康档案的管理

（一）社区居民健康档案管理的目的

1. 保证建档质量　社区居民健康档案包括个人健康档案、家庭健康档案和社区健康档案。建档时所收集的资料范围广泛，内容繁多，为保证健康档案的质量，在资料收集和整理过程中都要严格管理，确保入档资料客观、真实、准确、可靠，避免"死档""假档"。

2. 确保及时归档　每个社区卫生服务机构均需制订完善的社区居民健康档案归档制度，明确规定归档范围及归档时间等，将档案资料及时、完整、系统的归档保存。

3. 便于正常使用　社区居民的健康档案集中保管存放，并有规范的保管、使用、查阅等管理制度，使健康档案在社区卫生服务、评价、科研、教学等工作中充分发挥。

（二）社区居民健康档案的管理制度

根据《关于规范城乡居民健康档案管理的指导意见》，各地卫生行政部门对居民健康档案的建立和保管应有相应的人力、物力和财力支持，建立相应的监督管理制度，保证建立居民健康档案工作的顺利实施。

社区卫生服务机构必须建立和执行居民健康档案的管理制度，确保健康档案工作的顺利开展，完成居民健康档案的工作目标。管理制度的内容涉及档案的建立和使用必须符合国家相关的法律法规、推进居民健康档案和保证重点人群建档工作的举措、社区卫生服务机构健康档案保管的具体措施和使用要求，以及居民健康档案的安全管理办法等。

（三）居民健康档案管理流程

《国家基本公共卫生服务规范（第三版）》关于居民健康档案管理流程，详见图2-2。

（四）居民健康档案的终止和保存

1. 居民健康档案的终止缘由包括死亡、迁出、失访等，均需记录日期。对于迁出辖区的还要记录迁往地点的基本情况、档案交接记录等。

2. 纸质健康档案应逐步过渡到电子健康档案。纸质和电子健康档案由健康档案管理单位（即居民死亡或失访前管理其健康档案的单位）参照现有规定中的病历的保存年限、方式负责保存。

健康档案管理要具有必需的档案保管设施设备，按照防盗、防晒、防高温、防火、防潮、防尘、防鼠和防虫等要求妥善保管健康档案，指定专（兼）职人员负责健康档案管理工作，保证健康档案完整、安全。电子健康档案应有专（兼）职人员维护。

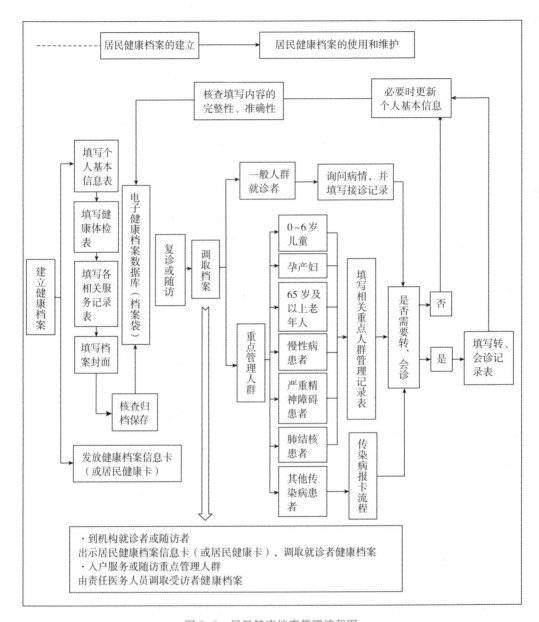

图 2-2　居民健康档案管理流程图

📝 考纲摘要

1. 社区居民健康档案包括个人健康档案、家庭健康档案和社区健康档案。

2. 我国居民个人健康档案内容包括个人基本信息、健康体检、重点人群健康管理记录和其他医疗卫生服务记录。

3. 居民健康档案的建档对象为辖区内常住居民，包括在本社区居住半年以上的户籍及非户籍居民，其中 0~6 岁儿童、孕产妇、老年人、慢性病患者、严重精神障碍患者和肺结核患者等人群是建立健康档案的重点人群。

复习思考

一、单选题

1. 居民健康档案的建档对象不包括（　　）

    A. 辖区内常住居民　　　　　　　　B. 辖区长期外出的户籍居民

    C. 辖区内居住半年以上的非户籍妇女　　D. 辖区内居住半年以上的非户籍儿童

    E. 辖区内居住半年以上的户籍老人

2. 以下选项属于建立居民健康档案重点人群的是（　　）

    A. 严重精神障碍患者　　　　　　　B. 孕产妇

    C. 0~6 岁儿童　　　　　　　　　　D. 老年人

    E. 以上均属于

3. 下列哪项不是居民健康档案的建立方式（　　）

    A. 辖区居民到乡镇卫生院、村卫生室、社区卫生服务中心（站）接受服务时，由医务人员建立

    B. 开展疾病筛查时，由乡镇卫生院、村卫生室、社区卫生服务中心（站）组织医务人员建立

    C. 开展入户调查工作时，由乡镇卫生院、村卫生室、社区卫生服务中心（站）组织医务人员建立

    D. 从乡镇卫生院、村卫生室、社区卫生服务中心（站）的医疗卫生服务记录中提取有效信息建立

    E. 开展健康体检时，由乡镇卫生院、村卫生室、社区卫生服务中心（站）组织医务人员建立

4. 以下选项不属于建立居民健康档案基本原则的是（　　）

    A. 政策引导居民自愿　　　　　　　B. 突出重点循序渐进

    C. 强制建档统一保管　　　　　　　D. 规范建档有效使用

    E. 资源整合信息共享

二、论述题

1. 居民健康档案有哪几种？具体包括哪些内容？

2. 居民健康档案通过哪两种形式建立？

扫一扫，知答案

模块 三

以社区为中心的护理

【学习目标】

1. 掌握社区流行病学调查的基本步骤；社区护理评估的内容和收集资料的方法；社区护理诊断的陈述方式。

2. 熟悉病因推断；疾病自然史与三级预防；社区常用的统计学指标；流行病学在社区护理中的应用；社区护理诊断、计划、实施和评价的步骤。

3. 了解病因及病因模式；社区护理诊断的分类与排序；社区护理评价指标。

扫一扫，看课件

项目一　社区流行病学的调查

📖 案例导入

为了解社区人群高血压流行现状及危险因素，探讨高血压的防治对策，某社区卫生服务站采用分层随机抽样方法，抽取了该社区 18 岁以上常住居民 5491 人进行高血压患病和危险因素调查。统计分析发现，该社区居民的高血压患病率为18.96%，且有随年龄递增的趋势，BMI≥24、吸烟、有家族史和心脑血管病史是高血压最主要的危险因素。

问题：

（1）该社区卫生服务站用何种方法明确了社区人群高血压的流行现状及危险因素？

（2）这种方法对社区护理有什么指导意义？请简述该方法的基本步骤。

流行病学（epidemiology）是研究疾病和健康状态在人群中的分布及其影响因素，以及制定预防、控制、消灭疾病和促进健康的策略与措施，并评价其效果的一门应用学科。在社区护理工作中，了解社区人群健康与疾病的分布规律及影响因素，制订科学的护理措施，客观地评估护理结局，都需要应用流行病学方法。因此，社区护士应具备一定的流行病学理论基础与实践技能。

一、 流行病学的基本概念

（一）病因及病因模式

1. 病因　现代科学概率论的因果观认为，原因就是使结果发生概率升高的事件或特征。据此，美国流行病学教授 Lilienfeld 提出，在流行病学中，病因是指那些使人群发病率升高的因素，当该因素不存在时人群疾病频率就会下降。危险因素是指那些尚未被证明其致病效应，但与疾病具有一定因果关系且增加了疾病发生的可能性的因素。如感染乙型肝炎病毒（hepatitis B virus，HBV）是乙肝的病因，无乙肝疫苗接种史是乙肝的危险因素。

2. 病因模式　为了探索病因与疾病之间的因果关系，流行病学建立了多种病因模型，其中有代表性的病因模型有三种。

（1）三角模型　三角模型的三个角分别代表宿主、病原和环境，其中任何一个因子发生变化，都会破坏原有的平衡，主要用于早期传染病的研究，见图 3-1。

（2）轮状模型　轮状模型的轴心是遗传基因，轮轴代表宿主，外围的环境因素分为生物、理化和社会三方面，且每一部分所占比例因不同疾病致病力的大小而有所变化，见图 3-2。

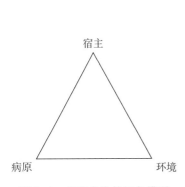

图 3-1　疾病发生的三角模型

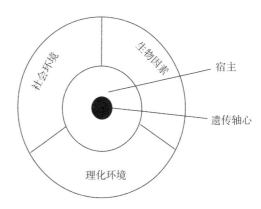

图 3-2　疾病轮状模型

（3）网状模型　网状模型认为疾病发生有多方面的病因，这些病因按时间先后连接起来形成一条病因链，多个病因链相互交错就构成一张病因网。这种模型适用于解释多病因的疾病及健康问题，如肝癌发病的病因解释，见图 3-3。根据此模型所呈现的危险因素，有助于开展全面的护理干预。

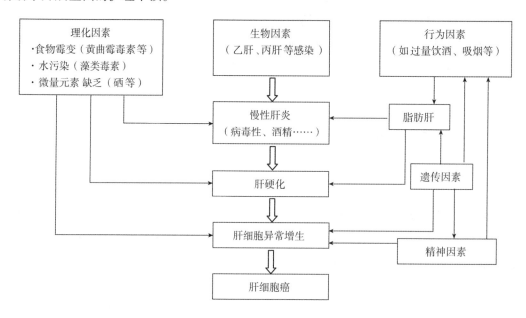

图 3-3　网状模型

（二）病因推断

流行病学作为一门方法学，其研究的核心是探索事物之间的因果关系。病因推断就是通过研究来确定因素与疾病之间是否存在这种因果关系。例如，描述流行病学通过对疾病发病时间、地区、人群分布的描述提出病因假设，分析流行病学对病因假设做进一步验证，实验流行病学以病因为线索采取相应的干预措施，并对干预的效果进行论证，三种研究方法在整个研究过程中的因果论证强度递增。常用的因果推理方法有两种：假设演绎法和 Mill 准则。

1. 假设演绎法　假设演绎法是在描述流行病学与分析流行病学之间起衔接作用的逻辑推理方法。其逻辑推理过程为：从假设演绎出具体的证据，再用观察或实验的方法验证证据，如果证据成立，则假设就可能成立。

2. Mill 准则　Mill 是第一个试图将因果推论原则系统化的人，他提出科学实验四法：求同法、差异法、共变法和剩余法。流行病学的因果推论是通过比较后发现差异，测定研究因素与疾病的关联或相关程度，进而检验或验证病因假设。

（1）求同法　设 A，B，C，D，E……是研究事件的特征，a，b，c，d，e……是研究的因素。若研究事件中具有共同特征 A（特定疾病）的病例均有相同的研究因素 a，则可得出 a 是疾病 A 的影响因素。

（2）差异法　设 A，B，C，D，E……是研究事件的特征，a，b，c.d，e……是研究的因素。若研究事件中无特征 A（特定疾病）的对象同时也没有研究因素 a，则可得出 a 是疾病 A 的影响因素。

（3）共变法　共变法是求同法的特例。设 A_1，A_2，A_3……是事件（疾病）效应不同数量的状态，a_1，a_2，a_3……是研究因素不同数量的状态。若两者间有共同变动的关系，则可得出 a 是疾病 A 的影响因素。

（4）剩余法　剩余法是差异法的特例。已知与某复合结局（A，B，C）事件有关的因素在特定的范围内（a，b，c），先前的归纳已证明 b 可说明 B，c 可说明 C，那么剩余的 a 必定说明 A。

（三）疾病自然史与三级预防

1. 疾病自然史　疾病自然史是指在没有人为干预的情况下（不受治疗的影响），疾病的发生、发展的整个过程。了解疾病的自然史有利于为疾病的预防提供依据。疾病自然史一般分为四个阶段：易患病期、临床前期、临床期、康复期。

（1）易患病期　易患病期是指疾病尚未发生，但疾病的危险因素已经存在于体内和环境之中，形成了疾病产生的可能性，如吸烟和大气污染是肺癌的危险因素。

（2）临床前期　临床前期是指致病因子已导致体内发生病理变化，且该变化已达到临床诊断水平，但尚无临床症状出现。

（3）临床期　患者体内的结构和功能均有明显的变化，已经出现典型的临床症状和体征。

（4）康复期　疾病发展到临床期之后，患者可能痊愈、死亡或留有不同程度的功能障碍，而后者可使患者发生暂时性或永久性的残障，但患者仍有康复的可能。

2. 三级预防　预防疾病可以根据疾病自然史的不同阶段，采取不同的措施。三级预防使预防措施贯穿于疾病的全过程，从而能预防疾病的发生，也能在疾病发生后阻止或延缓疾病发展，最大限度地减少疾病造成的危害。

（1）一级预防　一级预防又称病因预防，是指在疾病发生之前，对健康人采取的控制和消除致病危险因素的预防措施，是预防、控制、消灭疾病最根本、最积极的社会性预防措施。它既包括针对个体的健康措施，如预防接种、婚前检查等，也包括针对人群健康的社会和环境措施，如加强环境监测、治理大气污染等。

（2）二级预防　二级预防又称临床前期预防，或"三早"预防，是在疾病的潜伏期（临床前期），为了阻止或减缓疾病的发展、促使疾病好转或痊愈而采取的早期发现、早期诊断、早期治疗。对传染性疾病，除采取"三早"预防措施外，还应采取早期报告、早期隔离的措施，以切断或减少其传播，即做到"五早"预防。

（3）三级预防　三级预防又称临床期预防，是在疾病的临床期，针对确诊的患者采取及时、有效的治疗和功能康复措施，从而降低病死率、减轻后遗症、提高患者生活质量，促使患者早日康复。

对不同类型的疾病，三级预防策略的侧重点有所不同。一级预防主要适用于病因较明显的疾病预防，如矽肺；二级预防主要是对病因不甚明确的疾病采取的措施，如癌症；当疾病已不可逆转时主要靠三级预防措施，如各种疾病的中晚期患者。

（四）常用生命统计指标

1. 人口统计学指标

（1）出生率（birth rate）　出生率是指一年内的活产婴儿数占年平均人口的比例。出生率是显示人口生育水准的常用指标，容易受人口年龄、性别结构的影响，需要在标准化后进行比较。

$$出生率 = \frac{某年出生活产婴儿数}{年平均人口数} \times K$$

（2）死亡率（mortality rate）　死亡率是指在一定时期内的一定人群中，死亡人数占同期平均人口数的比例。常以年为单位，多用千分率、十万分率表示。可反映一个地区不同时期人群的健康状况和卫生保健水平。

$$死亡率 = \frac{某期间内死亡总数}{同期平均人口数} \times K$$

1）死亡专率（specific mortality rate）：还可以按照不同年龄、性别、职业、病种、地区、种族等分别计算，多用千分率计算，如：

$$年龄别死亡率 = \frac{某年某地某年龄组的死亡率}{同年同年龄组的平均人口数} \times K$$

2）婴儿死亡率（infant mortality rate）：婴儿死亡率是指一年内不满 1 周岁的婴儿死亡人数与当年活产婴儿数的比率，多用千分率计算。婴儿死亡率是反映社会卫生状况和婴儿保健工作的重要指标，也是死亡统计指标中较敏感的指标。

$$婴儿死亡率 = \frac{不满 1 周岁的婴儿死亡人数}{同年活产婴儿总数} \times K$$

3）围产期死亡率（perinatal mortality rate）：围产期死亡率是指某年怀孕 28 周或 28 周以上的胎儿死亡数与出生 7 天以内的新生儿死亡数之和占同年怀孕 28 周或 28 周以上的胎儿死亡数与活产数之和的比率。围产期死亡率是衡量孕前、孕期、产期、产后保健工作质量的敏感指标之一。

$$围产期死亡率 = \frac{同年围产期胎儿死亡数 + 出生 7 天内新生儿死亡数}{某年怀孕 28 周或以上胎儿死亡数 + 活产数} \times K$$

（3）结婚率　结婚率是指某年结婚人数与同期平均人口数的比率。

$$结婚率 = \frac{某年结婚人数}{同年平均人口数} \times K$$

（4）离婚率　离婚率是指某年离婚人数与同期平均人口数的比率。

$$离婚率 = \frac{某年离婚人数}{同年平均人口数} \times K$$

2. 疾病统计指标

（1）发病指标　常用的与发病有关的指标包括发病率、患病率、感染率和疾病构成百分比。

1）发病率（incidence rate）：发病率表示在一定时间内、一定人群中某种疾病新病例出现的频率，主要用于描述疾病的分布。观察的时间单位可根据所调查疾病的病种及调查问题的特点决定，通常多以年表示。

$$发病率 = \frac{一定期间内某人群中某病新病例人数}{同时期暴露人口数} \times K$$

2）患病率（prevalence rate）：患病率也称现患率，指某特定时间内总人口中曾患有某病（包括新旧病例）所占的比例。通常用来表示病程较长的慢性病的发生和流行情况。患病率可按观察时间的不同分为期间患病率和时点患病率，时点患病率较常用。

$$时点患病率 = \frac{某一时点一定人群中现患某病的新旧病例}{该时点平均人口数} \times K$$

3）感染率（infection rate）：感染率是指某个时间内所检查的人群样本中某病现有感染者所占的比例。常用于传染病和寄生虫病的感染及防治效果的研究。

$$感染率 = \frac{受检者中阳性人数}{受检人数} \times K$$

4）疾病构成百分比：疾病构成百分比是指某种疾病的病例数在总病例数中的比重，常用百分比表示。通常可按不同性别、不同年龄组分析疾病构成百分比，以反映某一特定人群中的疾病构成情况。

$$某病构成百分比 = \frac{同时期内某病新发病例数}{某时期内全部新发病例数} \times 100\%$$

（2）疾病危害指标　反映疾病危害程度的指标，包括死因别死亡率、病死率和死因构成。

1）死因别死亡率（cause-specific death rate）：死因别死亡率是指某地某年因某种原因（疾病）所致的死亡率，一般以 10 万人口计算。

$$死亡别死亡率 = \frac{同年内某种原因（疾病）死亡人数}{同年平均人数} \times 100000/10\ 万$$

2）病死率（fatality rate）：病死率是指一定时间内（通常为 1 年）某疾病的全部患者中因该病死亡者的比例，表示疾病的严重程度。多用于急性传染病，较少用于慢性病。

$$死亡率 = \frac{某时期内因某病死亡人数}{同期患某病的病人数} \times 100\%$$

3）死因构成：死因构成是指因某类疾病死亡的人数占总死亡人数的百分比。

$$死因构成 = \frac{因某类疾病死亡的人数}{总死亡人数} \times 100\%$$

3. **防治效果指标** 在社区卫生服务工作中，常用疾病统计指标反映疾病的防治效果，其中的患病率指标主要用于评价防治的远期效果。如果要评价近期的成效，还需要依赖有效率、治愈率、保护率及效果指数。

（1）治疗措施的评价指标 评价疾病治疗措施的指标包括有效率和治愈率。

1）有效率：有效率是指治愈和好转人数之和占总治疗例数的比率，常用百分率表示。

$$有效率 = \frac{治疗有效例数}{治疗的总例数} \times 100\%$$

2）治愈率（cure rate）：治愈率是指治愈人数占总治疗人数的百分率。

$$治愈率 = \frac{治愈人数}{治疗人数} \times 100\%$$

（2）预防措施的评价指标 评价预防措施的指标包括保护率和效果指数。

1）保护率（protective rate，PR）：反映预防措施对试验组人群的保护程度。

$$保护率 = \frac{对照组发病（或死亡）率 - 试验组发病（或死亡）率}{对照组发病（或死亡）率} \times 100\%$$

2）效果指数（index of effectiveness，IE）：效果指数是对照组发病（死亡）率与实验组发病（死亡）率之比，反映了预防措施的效果。IE 越大，说明预防措施越得力。

$$效果指数 = \frac{对照组发病（或死亡）率}{试验组发病（或死亡）率}$$

二、 社区流行病学调查的步骤

流行病学调查的目的、方法不同，其调查步骤也有差异。一般包括以下五个基本步骤。

（一）拟订调查计划

1. **明确调查目的** 是调查设计的重要步骤。调查前应通过阅读相关资料、走访有关机构、听取专家意见、组织研究人员进行讨论等方式，明确调查研究期望解决的问题。

2. **确定调查对象** 是调查研究的关键环节。应根据研究目的对调查对象的人群分布特征、地域范围及时间点有一个明确的规定，并结合实际情况明确目标人群开展调查的可行性。

3. **确定样本量和抽样方法** 应根据流行病学决定样本量大小的因素，并考虑人力、物力、财力等，确定样本量、选择抽样调查或普查等合适的抽样方法。

4. **确定研究方法** 根据调查目的选择合适的收集资料方法，制订良好的研究方案，确定准确的统计分析方法，研究过程要明确和统一，避免测量偏倚的产生。

5. 组织人员、经费和物资落实　这是调查实施和顺利开展的必要保障。

（二）编制调查表

1. 调查表的设计　应根据调查目的选择恰当的、具有良好信度和效度的量表，或设计全面、准确的项目，并尽可能以分级或定量方法进行调查。

2. 调查表内容　包括：①调查表的介绍和填写说明；②被调查者的一般资料项目，如姓名、性别、年龄、职业、文化程度、住址、民族等；③根据调查目的所设计的具体项目，如临床资料、实验室检查资料、流行病学资料等；④调查者的记录项目，如调查质量评价、签名、日期等。

（三）培训调查人员

1. 调查员的要求　调查员应明确调查的目的、方法和注意事项，具有良好的测量技术和熟练的询问技巧，不能采取诱导式、启发式提问，防止调查结果的偏倚。

2. 保证调查信度　应对参加的调查人员按照标准的方法进行统一的培训，使其掌握调查方法。可组织模拟调查演练，保证每个调查员真正掌握调查项目的具体要求和记录方法，对有疑问的调查项目应及时统一认识。

（四）实施调查计划

1. 取得社区的配合与支持　应与拟调查的居民区、学校或企业做好联系，取得其居委会或单位领导的支持，以保证调查的顺利开展。为保证调查质量，一般现场调查时间不宜超过 1 个月。

2. 保证现场调查质量　安排现场质量监控员，并明确职责，分配调查任务，随时发现质量问题并解决，核实原始表格填写是否完整与准确，及时对资料进行整理。

3. 确保资料的准确性和完整性　对原始资料填补缺、漏项，对重复的予以删除，错误的予以纠正，调查中若出现不清楚应及时核实，遇到失访情况应酌情安排补访。

（五）总结调查工作

1. 调查资料的整理和分析　要根据资料类型及调查目的，对收集的资料进行全面、系统地整理与归类，包括资料的编码、制表、填写、计算，或将数据录入计算机，并用统计软件进行整理分析，得出调查结果。

2. 撰写调查报告　将调查内容和分析结果写成书面调查报告或论文，内容包括调查目的、方法、结论、讨论或建议等，报告或论文可上报有关部门、发表于相关杂志，为社区疾病防控、卫生决策和社区护理提供科学依据。

三、流行病学在社区护理中的应用

（一）流行病学与社区护理的关系

社区护理工作中离不开流行病学原理及方法的应用，在人群的健康目标上社区护理与流行病学也具有一致性。一方面，社区医护人员开展社区与卫生保健服务需要正确的方法，而流行病学作为一门从群体水平研究环境与健康关系的方法学，可为社区护士的临床实践、卫生调查和健康促进提供技术性框架。另一方面，在人群健康目标上，社区护理和流行病学都是通过帮助人们避开有害因素、筛查疾病、早期诊断和治疗，从而达到促进人群健康和预防疾病的目的。

（二）社区护理相关的流行病学应用

流行病学方法可用在社区护理程序的各个阶段，并在社区护理的应用中充分发挥优点。

1. 进行社区护理评估　社区护士应用流行病学的方法，可对社区的环境、卫生资源、人力资源等卫生资料进行系统地收集、统计、分析和整理，从而更好地利用现有资料，也可对社区人群的健康状况开展相关研究，从而主动获取第一手资料，进行社区的护理评估。

2. 进行社区护理诊断　社区诊断是通过对社区人群的健康状况、影响健康的危险因素及可利用的卫生资源进行评估来确定，可以通过流行病学方法达到要求，从而为制订合理有效的卫生项目计划提供科学依据。如通过现况调查可以明确社区人群疾病与健康状况的时间、地区、人群分布，明确社区的主要健康问题，找出健康问题产生的原因，为预防和护理措施的制订提供依据。通过流行病学调查，还可了解社区环境状况、医疗卫生资源、居民卫生服务需求、居民卫生习惯和生活方式等。同时，流行病学的筛查方法也有助于社区护理工作早期发现、早期诊断疾病。

3. 制订社区护理计划与实施社区护理措施　通过流行病学的病因学与病因推断相关知识，明确疾病发生的相关因素，发现高危人群，了解疾病危险因素，有利于制订出有针对性的预防策略与护理计划。流行病学可提供疾病预防和健康促进的方法，可作为社区护理的工作内容，根据流行病学的调查资料规划健康教育的内容、方法及手段，有助于社区健康教育的实施。

4. 评价护理干预措施和卫生服务效果　护理措施实施后，需评价其效果，根据效果反思社区护理的实践内容，修订或推广护理计划。常用的效果评价方法有：①比较疾病控制措施实施前后患病率的变化；②采用病例对照法；③分析医院临床病历；④与文献报道的结果进行比较；⑤进行现场实验研究。

扫一扫，看课件

项目二　社区护理程序

📖 案例导入

社区护士小刘为辖区内某幼儿园的三个大班 96 名儿童进行体检时发现，有 26 名儿童患有龋齿。为了查明原因，护士小刘对学生家长进行了问卷调查。结果显示，约40%的儿童每天吃4种以上零食，且缺乏早晚刷牙的生活习惯；大部分家长对儿童比较娇宠，缺乏保护儿童牙齿的知识。

问题：

针对上述情况，你认为社区护士小刘该如何进一步开展工作？

护理程序（nursing process）是一种科学的、系统的工作方法，是以恢复或增进服务对象的健康为目的所进行的一系列护理活动，包括评估、诊断、计划、实施和评价五个步骤。社区护理工作中，社区护士可通过评估社区、家庭及个人的身心状况和社会适应能力，确认护理对象现存的或潜在的健康问题，制订适合护理对象的工作计划，采取适当的护理措施以解决健康问题，使护理对象恢复健康或达到最佳健康状态。

一、社区护理评估

社区护理评估是社区护理程序的第一步，是有计划有系统地收集、记录、核实、分析、整理有关护理对象（个人、家庭、社区）健康状况资料的过程。社区护理评估是确定社区护理诊断的基础，是制订社区护理计划的依据。

（一）评估内容

社区由人群、环境和社会系统三部分组成，社区护理评估可从这三个方面着手。

1. 社区人群　社区是由人群构成的，社区的核心是人，不同的人群有不同的健康要求。社区护理评估首先要明确社区人群的特征。

（1）人口数量和分布　人口数量和分布影响社区所需医疗保健服务的数量和类型。人口数量过多、密度过大会使社区卫生服务的工作负荷增加，影响服务质量；人口过少、密度过小又会降低社区卫生服务资源的利用率。

（2）人口构成　包括社区人口的年龄、性别、婚姻、职业、文化程度等，对社区护士开展卫生保健服务具有指导作用。例如，根据社区人口的年龄构成，护士可以判断社区主要的健康需求；根据人口的文化程度构成，可制订出有针对性的健康教育方案。

（3）健康状况　包括社区居民的主要健康问题、平均寿命、死亡率等。健康行为是影响社区居民健康状况的重要因素，通过评估社区居民的饮酒率、吸烟率、饮食习惯等资料，可以反映社区居民的健康状况。

（4）文化特征　文化特征因民族和宗教信仰的不同而各有差异，对社区居民的生活方式、价值观和健康行为有不同的影响。社区护士应在尊重民族文化习俗的基础上提供卫生服务。

2. 环境特征　居民的健康状况会受社区的地理位置、自然环境、人文环境和资源多少的影响。在评估时，社区护士不仅要收集与环境特征相关的资料，还要收集与之相关的社区活动，如社区群体是否了解地理环境特性的危险因素、是否已采取相应的措施、是否能充分利用社区资源等。

3. 社会服务系统　完善的社区应具备卫生保健、经济、政治、教育、福利、娱乐、交通与安全、通讯、宗教九大社会系统。社区护理评估时，要注意各系统是否健全，能否满足居民的需求。

（1）卫生保健　需评估社区内提供健康服务的机构种类（如医院、急救中心、防疫站、社区卫生服务中心、诊所等）、数量、规模、地理位置，卫生机构的人力配备（数量、专业、能力及与人口的比例等）、服务范围、服务时间、卫生经费来源、收费情况、技术水平、就诊人员特征，以及卫生服务资源的利用率及居民的接受度和满意度。

（2）交通与安全　评估社区是否具备便利的交通条件及交通安全对策，如保护性的服务机关（派出所、消防队）的数量、分布，安全设施（如灭火器等）的配备情况，以及交通设施的数量、分布，尤其要评估去往医疗机构是否方便，是否为残障者设置无障碍通道。

（3）经济　包括社区内产业的性质和居民的经济条件、生活水平、职业特征及收入、医疗保险情况、无业人员和退休人员在社区居民中所占的比例等。

（4）通讯　包括大众传播如广播、电视、报纸、杂志、网络的分布，其他通讯方式如电话、传真、信件等的利用情况等。社区的通讯功能在一定程度上影响着社区健康的维护。顺畅的通讯有利于居民了解和搜集与健康相关的信息。

（5）社会服务及福利　具体了解社区服务机构的分布、利用度、政府的福利政策及申请条件，包括社区的商店、饭店、旅店，以及满足特殊需要的机构如养老院、托儿所、家政公司等的接受程度和利用率。

（6）娱乐　包括社区娱乐设施、运动和休闲场所的种类（如公园、儿童乐园、游乐场、电影院等）及数量、利用情况、居民的满意度等。同时，应注意社区中有无对健康存在潜在威胁的娱乐场所（KTV、网吧等），评估对社区居民的影响。

（7）教育　包括社区内各类教育机构，如幼儿园、各种学校、图书管理、文化中心等的性质、数量、分布、师资情况及利用程度等。教育不仅能提高社区居民的整体素质，也能启发居民的健康意识，有助于居民对健康行为的采纳。

（8）政治　包括社区政府相关部门制定的人群健康保健政策及居民对社区政府的了解程度（如政府相关部门的分布情况、办公时间等）及满意度。政治环境稳定、法律制度健全可使社区得到持续稳定的发展。社区卫生资源的分配情况在一定程度上反映了政府对居民健康的重视程度。

（9）宗教　包括有无宗教组织、宗教活动形式、有无领导人、信徒人数及活动场所，宗教信仰可影响社区居民的生活方式、健康行为和价值观。

（二）评估方法

1. 社区实地考察　　社区实地考察又称挡风玻璃式调查法（windshield survey），是指护士直接深入到社区，观察居民的生活方式和互动方式，如社区的居住环境、设施、交通工具、服务机构的位置和垃圾处理情况等。目的是收集客观资料，分析其发展及变化趋势，从而明确社区存在的主要健康问题。

2. 访谈法　　访谈法是通过与社区居民交谈而获取相关信息的方法，是社区评估中常用的一种方式。访谈可以在短时间内获得大量信息，甚至找出社区健康问题的焦点。访谈可了解社区的发展过程、存在的健康问题和社区成员的需求等。

3. 问卷调查　　问卷调查是通过事先设计的问卷或调查表向调查对象收集资料的过程。社区中有许多问题无法直接观察或收集，如未婚流产和性病发生率等，采取无记名的问卷形式有利于了解这些情况。

4. 查阅文献　　主要查看已有的社区健康相关资料及各种记录数据，以此判断社区健康问题。查阅社区卫生服务中心（站）的居民健康档案是提供二手资料的有效途径。另外，还可以通过医疗、卫生防疫等机构获取信息；社会体系的资料可以通过政府、居民委员会或派出所等机关的存储资料或卫生年鉴和有关期刊、杂志、报纸等途径获得。

5. 参与式观察　　社区护士直接参与社区活动，通过有意识的观察，收集社区居民当前的健康状况资料，分析健康需求，为制订社区护理计划提供参考和依据。

6. 社区讨论会　　一般以 6～12 人组成小组的形式将社区居民组织起来，了解居民的健康需求和对社区健康政策的看法等，共同商讨解决社区问题的方法和途径。讨论有两种形式，一种是专题讨论，即在主持人的引导下，就调查问题广泛、深入、自由地交换意见和观点，主要用于收集居民行为和态度等方面的资料；另一种是选题讨论，即主持人列出问题后，每位参与者根据自己的观点对需要解决的问题按优先顺序进行排列，以找出共同的首要问题。

（三）资料的整理与分析

1. 资料的复核　　对收集的资料进行复核，以确定资料的真实性和有效性。

2. 资料的整理　　将社区评估的所有资料进行分类整理。社区健康资料一般可分为社区环境特征、人群特征和社会系统特征三类，采用定性与定量相结合的方法进行归纳整理。对观察、访谈和讨论获得的资料可采用文字描述法进行分析；对文献查阅和问卷调查获得的资料可通过计算平均数、率、百分比、构成比等指标进行统计，并将结果绘制成统计图或表。如社区人口年龄、性别构成表，见表 3-1。

表 3-1 社区人口年龄、性别构成表

年龄组（岁）	女性人数（%）	男性人数（%）	合计人数（%）
0～10			
11～20			
21～30			
……			
合计			

3. 资料的分析 资料分析是将已归纳、整理的数据进行确认、比较和解释，以寻找社区存在的或潜在的健康问题及其影响因素的过程，一般遵循以下原则。

（1）原始数据资料要经过统计学处理，文字资料要进行含义的解释和分析。定量资料按照问题提出的频率确定问题的严重程度。定性资料，如发病和死亡等指标，按照年龄、性别、年代及其他相关变量分组后进行分析，计算标化率，与相类似社区和全国资料进行比较。

（2）去粗取精，去伪存真。在资料的收集过程中，可能存在影响资料准确性和完整性的各种因素，需要通过分析消除混杂因素，找出最为根本的健康问题。

（3）不同区域的横向比较。当疾病的分布有地域性时，需要对该地区居民所具有的特征或该地区的生物、化学、物理、社会环境进行分析解释，并与其他地区进行横向比较。

（4）立足于社区的健康。社区环境和人口学资料要能够支持社区整体的健康问题的确定，而不仅仅局限于个人或家庭的健康问题。

二、 社区护理诊断

社区护理诊断是根据所收集的社区资料，推断个人、家庭或社区现存的或潜在的健康问题的过程。社区护理诊断是制订护理措施的依据，反映社区的健康需求。

（一） 社区护理诊断的分类

目前，常用的护理诊断有北美护理诊断协会（North American Nursing Diagnosis Association，NANDA）提出的护理诊断分类方法和专用于社区护理实践的 Omaha 系统护理诊断分类方法。

1. NANDA 护理诊断分类法 社区护理诊断可以反映社区居民目前的健康状况，一般分为个人健康护理诊断、家庭访视健康护理诊断和社区健康护理诊断三类。

（1）个人健康护理诊断 以患者或者有健康问题的个人为中心，如"患儿营养不良：与家长喂养不当有关"。

（2）家庭访视健康护理诊断 以家庭整体为中心，反映家庭整体的健康状态，如"某家庭有患高脂血症的危险：与长期不良生活习惯有关"。

（3）社区健康护理诊断　以社区整体健康为中心，反映的是社区和社区群体的健康状况，如"社区老年人脑血管疾病发病率高于全国水平：与社区健康教育不够有关"。社区健康护理诊断与个人健康护理诊断步骤的区别，见表3-2。

表3-2　社区健康护理诊断与个人健康护理诊断的比较

项目	个人健康护理诊断	社区健康护理诊断
适用对象	个人	家庭、群体、社区
主客观资料	症状、体征	家庭、群体和社区居民的健康状况
资料来源	询问、检查	文献、健康档案、居民的反映等
收集资料方法	观察、交谈、体格检查等	考察、调查、统计方法等
结果	确定个人护理计划	发现社区健康问题，确定社区护理诊断，制订社区护理计划

2. Omaha 系统护理诊断分类法　该分类法是经美国护士学会（American Nurses Association，ANA）认可的标准化护理语言体系之一，包括护理诊断分类系统、护理干预分类系统和护理结果评量系统三部分，广泛用于多个国家和地区的社区及家庭护理机构。Omaha 护理诊断分类系统将社区健康问题分为环境、心理社会、生理和健康行为四个领域，下属 44 项具体的健康问题，见表3-3。

表3-3　Omaha 护理诊断（问题）分类系统

领域	护理诊断（问题）分类
环境	收入，卫生，住宅，邻居/工作场所，其他
心理社会	与社区资源的联系，社会接触，角色改变，人际关系，精神压力，哀伤，情绪稳定性，照顾，忽略儿童/成人，虐待儿童/成人，生长与发育，其他
生理	听觉，视觉，说话与语言，咀嚼，认知，疼痛，意识，皮肤，神经，运动，呼吸，循环，消化，排便，生殖泌尿，产前产后，其他
健康相关行为	营养，睡眠与休息形态，身体活动，个人卫生，物质滥用（酒精或药品），家庭计划，健康指导，处方用药，特殊护理技术，其他

（二）社区护理诊断的构成要素

社区护理诊断包含健康问题（problem，P）、相关因素（etiology，E）、症状或体征（signs or symptoms，S）三个要素（PES）。

1. 健康问题　是对社区健康状况或问题的简洁明确的描述。根据问题的性质可分为现存的、潜在的和健康的护理诊断。

2. 相关因素　是指促成健康问题的或与健康问题有关的各方面的危险因素。一个社区的健康问题可能是由多种原因造成的，找出其中的主要原因并进行描述。

3. 症状或体征　是指社区健康问题的具体表现，是判定社区健康问题的诊断依据。

（三）社区护理诊断的陈述

社区护理诊断的陈述方式是以问题为中心，明确指出问题的具体表现和产生的原因。

陈述方式与临床护理诊断陈述方式基本相同。

1. 三段式陈述（PSE） 多用于社区现存健康问题的陈述。

例如，社区 3~4 周岁儿童手足口病发病率过高（P）：儿童手足口病发病率达 2%（S），与家长缺乏预防保健的意识有关（E）。

2. 二段式陈述（PE 或 SE） 多用于社区还没有发生，但很可能发生的潜在健康问题的陈述。

例如，社区老年人有发生意外的潜在危险（P）：与社区空巢老人较多有关（E）。

3. 一段式陈述（P） 多用于健康的社区护理诊断的陈述。

例如，社区儿童营养状况良好（P）。

（四）护理诊断的确认

对护理诊断需要进行确认与评价，以确定它是否适当，是否符合客观情况。衡量的标准包括以下几点。

1. 应能反映社区护理对象目前的健康状况。

2. 考虑到与社区护理对象健康需要有关的各种因素。

3. 每个护理诊断合乎逻辑且确切。

4. 护理诊断必须以现在取得的各项资料为依据。

护理诊断如果满足以上标准，即可制订护理计划。如果达不到上述标准，则需重新评估，并收集更多的资料，并对不确切的资料进行再次核实。

三、 社区护理计划

社区护理计划是根据社区护理诊断制订的具体护理目标及其措施，是护理行动的指南。社区护理计划的步骤包括：

（一）排列优先顺序

社区护理诊断确定后，若有多个健康问题需要解决和处理时，必须将这些问题按其重要性和紧迫性排出主次。社区护理诊断排序通常采用 Muecke（1984 年）与 Lancaster（1986 年）提出的优先顺序和量化八项原则来确定：①对社区问题的了解程度；②社区解决问题的动机；③问题的严重程度；④社区可利用的内外资源；⑤预防的效果；⑥社区护士解决问题的能力；⑦健康政策与目标；⑧解决问题的迅速性与持续的效果等。

将每一个社区健康问题，按照上述八原则逐项评分。评分采用 Muecke 的 0~2 分标准：0 分代表问题不太重要，不需优先处理；1 分代表有些重要，可以处理；2 分代表非常重要，需优先处理。最后综合八项得分，分值越高，表示该问题越需要优先解决，见表 3-4。

表3-4　Muecke优先顺序确定方法

社区诊断准则	对社区问题的了解	社区动机	问题的严重性	可利用的资源	预防效果	护理人员能力	政策	迅速性及持续效果	总和
发生火灾的可能性	1	1	2	0	2	1	0	2	9
老人医疗保健缺乏	2	1	1	1	1	2	0	0	8
预防性的行为不足（如子宫颈癌筛检）	0	0	1	2	2	2	2	2	11

（二）制订护理目标

预期目标是通过护理干预后，期望个人、家庭、群体、社区所能达到的结果，是护理评价的标准和依据。预期目标可以是知识的增加、行为的改变、情感的稳定、功能的改进等。

1. 护理目标分类

（1）长期目标　长期目标又称为宏观目标或总体目标，是预期达到的最终结果，一般所需时间较长。

（2）短期目标　短期目标又称为具体目标，是实现总体目标的分阶段目标，一般所需时间较短。

2. 制订护理目标应注意的问题

（1）护理目标的制订，尤其是短期目标的制订，应遵循 SMART 原则，即具体的（specific）、可测量的（measurable）、可达到的（attainable）、相关的（relevant）、有时间期限的（timely），以便更好地落实护理计划和进行护理评价。

（2）要考虑护理对象身心状态、经济状况、家庭支持、相关设备、社区资源等的限制。

（三）拟订干预措施

干预措施是指社区护士为实现预期目标所进行的一系列有计划的护理活动。拟订干预措施是护理计划实施方案中的主要内容。常用的社区护理干预措施有以下几种：

1. 评估性措施

它可以保证护理措施得以有效的实施，在执行护理活动的前期、中期和后期，评估该活动是否有效。例如，社区护士对老年糖尿病患者进行健康教育前，应评估老年人对糖尿病相关知识的了解情况；教育过程中，应评估老年人是否理解社区护士所讲的内容；完成教育后，应评估老年人是否能将所学的知识与实际生活相结合。

2. 教育性措施

健康教育是社区护士常用的一种工作方法。通过健康教育，可以帮助个人和群体增进卫生保健知识。例如，指导高血压患者居家自我监测血压等。

3. 预防、治疗、康复性措施

这是护理干预措施的重要内容。例如，社区护士为婴幼儿接种各种疫苗以预防传染病的发生，为有需要的患者进行家庭访视及家庭治疗，为脑血管疾病患者进行康复训练等。

一个完整的护理计划应由护理目标和护理措施组成。护理目标的确定应考虑到该目标能否用护理措施来完成，同时，也应考虑该措施能否达到预期的护理目标。

四、 社区护理干预

社区护理干预是指社区护士根据社区护理计划开展的实践活动，包括干预前的准备和实施护理计划。

（一）干预前的准备

实施社区护理计划前，按照"5W"原则做好准备，即充分弄清楚参与者（who），需完成的任务（what）和期限（when），完成任务的地点（where）和方法（how）。

（二）实施干预计划

实施计划过程中，社区护士要注意与合作者、服务对象进行良好的沟通，明确任务，尽力提供良好的实施环境，掌握必要的知识和技能，以保证实施的顺利进行，同时做好记录。

1. 明确任务　实施护理计划前，社区护士与护理对象都要明确所要进行的活动的目的及各自的责任。

2. 提供良好的实施环境　计划实施中，为护理对象尽可能提供一个安全、舒适、方便的环境，使之乐于接受干预，以保证护理活动的顺利开展。

3. 预测和处理应急问题　实施护理计划中常常会遇到一些不可预测的问题，如突然的气候变化、活动场地变更等，为此，社区护士需考虑各种影响因素，以确保护理计划实施的顺利进行。

4. 评价与记录　计划实施过程中需要不断进行评价，以便及时修改、完善社区护理计划，以确保社区护理效果，并做好记录。可以采用以问题为中心的方式记录，即问题-措施-结果的记录。

五、 社区护理评价

社区护理评价是护理程序中的最后一个步骤，是对是否达到护理目标予以评价的过程。若目标达成，说明护理措施有效，解决了社区健康问题；若目标未达成，则需要找出相关原因进行分析，并重新进行评估、诊断、计划和实施新的措施，从而形成新的护理程序循环过程。

（一）评价类型

社区护理评价根据活动性质可分为过程评价和效果评价两种。

1. 过程评价　过程评价也称形成性评价，是对实施护理程序各个阶段的评价。优点在于能够及时获得反馈信息，纠正各个阶段中的偏差。

（1）评估阶段　对收集的资料进行评价，如评估的资料是否全面、准确；收集资料的方法是否适宜等。

（2）诊断阶段　对提出的护理诊断进行评价，如所提问题是否明确；是否是社区居民的健康需求；是否找出相关原因等。

（3）计划阶段　对提出的护理计划进行评价，如计划有无预期目标；措施是否得当；护理计划是否具体、可行等。

（4）实施阶段　对行动阶段的评价，如是否按计划进行护理干预，是否按预期目标进行等。

（5）评价阶段　包括是否制订评价标准、是否进行了过程评价，对评价过程中发现的各种问题是否进行及时修正，居民对计划项目及服务机构的满意度如何等。

2. 效果评价　对执行护理措施后的效果进行评价，分为近期效果评价、中期效果评价和远期效果评价。近期效果评价主要包括护理对象的知识、态度的改变情况等。中期效果评价主要评价护理对象的行为改变，如健康行为形成率、行为改变率等。远期效果评价主要评价患病率及其危险因素的变化情况等。

在实际应用过程中，社区护士可任选其中的一种评价方法，也可两者结合。

（二）评价指标

社区护理评价的主要指标有：①社区居民的群体健康指标，如各年龄组的发病率、患病率、死亡率等；②社区预防保健指标，如新生儿家庭访视率等；③社区卫生服务资源的评价指标，如社区卫生服务中心（站）的数量等；④社区居民健康档案的建档率；⑤居民或家庭的健康观念和健康行为的转变等。

✏️ 考纲摘要

1. 疾病自然史一般分为易患病期、临床前期、临床期、康复期四个阶段。

2. 一级预防又称病因预防，是在疾病发生之前对健康人采取的控制和消除致病危险因素的预防措施，是预防、控制、消灭疾病最根本、最积极的社会性预防措施。

3. 死亡率是指在一定时期内的一定人群中，死亡人数占同期平均人口数的比例。

4. 患病率是指特定时期内某病新旧病例数占特定人群人口总数的比例。

5. 社区护理评估内容包括人群、环境和社会系统三部分。

复习思考

一、单选题

1. 社区人群特征评估内容包括（　　　　）

A. 人口数量和分布　　　B. 人口构成　　　　C. 人口流动情况

D. 健康状况和文化特征　E. 以上都是

2. 社区护理评估的方法<u>不包括</u>（　　　）

A. 社区实地考察　　　　B. 访谈法　　　　C. 问卷调查

D. 手术取材，病理诊断　E. 查阅文献

二、论述题

1. 2016 年某社区共有 30 万人，其中男性 17 万人，女性 13 万人。同年该社区新出生活产婴儿 300 人，社区死亡人数 4000 人，疾病普查发现，该社区高血压患者有 7 万人（其中 2016 年新增 400 人），冠心病患者 5 万人，糖尿病患者 4 万人。

问题：

（1）根据以上资料，可以计算哪些人口统计学指标、疾病统计指标？

（2）如何计算？

2. 据《美国医学会杂志》报道，目前，中国成人糖尿病患病率为 11.6%，知晓率、治疗率、控制率分别是 30.1%、25.8%、39.7%。社区护士小张在工作中发现，近半年来，前来社区卫生服务站就诊和咨询的糖尿病患者非常多，她想了解该社区的糖尿病患者的疾病知晓率和影响因素，以指导社区护理工作。

问题：

（1）护士小张应采用什么方法来开展调查研究？

（2）本次调查有什么意义？

扫一扫，知答案

扫一扫，看课件

模 块 四

社区健康教育

【学习目标】

1. 掌握社区健康教育的概念、程序。

2. 熟悉社区健康教育的对象及内容。

3. 了解社区健康教育的相关理论。

项目一　社区健康教育概述

健康教育是社区护理的重要组成部分，是社区护士的主要工作内容之一。欧美国家的成功经验证明，社区健康教育是预防疾病、促进人群健康行之有效的措施。近年来，随着大卫生观念的确立，健康中国战略的实施，社区健康教育越来越受到重视。社区护士应掌握健康教育的相关理论知识和方法技巧，提高在社区人群保健中的工作能力。

一、概念与目的

（一）健康教育

健康教育是通过有计划、有组织、有系统的教育活动和社会活动，帮助个体和群体掌握卫生保健知识、树立健康观念、促使人们自觉地采纳健康的行为和生活方式，消除或减轻影响健康的危险因素，预防疾病，促进健康和提高生活质量。

健康教育不同于其他教育，其实质是一个干预过程，目的是促使个体或群体改变不良的行为和生活方式。它是一项低投入、高产出、高效益的保健措施。

（二）社区健康教育

社区健康教育是以社区为基本单位，以社区人群为教育对象，以促进居民健康为目标，有计划、有组织、有评价的系统的健康教育活动。社区健康教育的目的是挖掘个人、家庭、社区以及社会的保健潜力，从而增进健康，减少残障。它是社区护理重要的内容之一。

通过在社区开展不同人群的综合性健康教育，促使社区健康人群、高危人群及患病人群树立健康意识，关心自己、家庭及社区的健康问题，自觉改变个体或群体的不良行为和生活方式，充分、有效地利用社区卫生服务资源，从而提高个体的自我保健能力和群体健康水平。

二、 对象

社区健康教育应面向全体居民开展。为了提高教育活动的针对性，可以分类进行。

（一）健康人群

健康人群是社区居民中的主体，由各个年龄段的健康人组成。他们往往缺乏自我保健意识，认为疾病离他们太远，觉得接受健康教育是多余的。对于这类人群，健康教育应侧重于卫生知识的宣传、保健意识的培养，以帮助他们保持健康，远离疾病。

（二）高危人群

高危人群主要是指目前健康，但存在某些致病的生物遗传因素或不良行为及生活习惯（如高盐、高脂饮食、吸烟、酗酒等）的人群。对于这类人群，健康教育应侧重于疾病预防知识的教育，帮助他们掌握自我保健技能和健康监测的方法，养成健康的生活方式。

（三）患病人群

患病人群包括各种急、慢性疾病的患者。这类人群又可分为临床期患者、恢复期患者、残障期患者及临终患者，前三类患者对摆脱疾病、恢复健康的渴望和接受健康教育的兴趣一般比较高。健康教育应侧重于疾病的康复知识和技术，以帮助他们提高遵医行为，积极配合治疗和康复，减少残疾的发生。而对于临终患者，健康教育的实质是死亡教育，帮助他们正确地面对死亡，安详地度过最后的人生。

（四）家属及照顾者

患者家属及照顾者与患者长时间生活在一起，容易因知识缺乏或因长期护理压力而出现身心倦怠，影响患者的治疗康复效果。对于这类人群，健康教育应侧重于家庭护理和自我保健，以帮助他们认识家庭护理的重要性，掌握科学的家庭护理技能和自我调适技巧，有效应对照顾压力。

三、 内容

（一）一般性健康教育内容

一般性健康教育内容包括《中国公民健康素养——基本知识与技能》；合理膳食、控制体重、适当运动、心理平衡、改善睡眠、限盐、控烟、限酒、科学就医、合理用药、戒毒等健康生活方式和可干预危险因素；食品卫生、职业卫生、放射卫生、环境卫生、饮水卫生、学校卫生和计划生育等公共卫生问题；突发公共卫生事件应急处置、防灾减灾、家庭急救等。主要是帮助社区居民了解增强个人和群体健康的基本知识，促进公民健康素养提升。

（二）特殊健康教育内容

包括婴幼儿及学龄前儿童保健知识（如认知能力、语言能力的训练等）、学龄期保健知识（如近视、龋齿的防治知识）、妇女保健知识（如经期卫生、婚前性知识教育等）、中年人保健知识（如心理压力调适、不良生活方式危害等）、老年人保健知识（如运动锻炼指导、预防跌倒等）、残疾人的自我功能保健、康复训练和中医养生保健知识，以及心脑血管、呼吸系统、内分泌系统、肿瘤、精神疾病等重点慢性非传染性疾病和结核病、肝炎、艾滋病等重点传染性疾病的防治知识等。

（三）卫生管理法规的教育

医疗卫生法律法规及相关政策宣传普及，如《中华人民共和国环境保护法》《中华人民共和国食品卫生法》《公共场所卫生管理条例》《中华人民共和国母婴保健法》等，为开展健康教育工作提供依据，促使社区居民建立良好的道德观念，提高进行社区卫生管理的责任心和自觉性，自觉遵守卫生管理法规，维护社会健康。

四、 形式与方法

社区健康教育应根据健康教育对象的特征，选择适当的形式和方法，使健康教育的内容得到恰如其分的呈现，以达到知识迅速普及和信息良好传递的效果。

（一）语言教育

语言教育又称口头宣传，是最常用、最基本、最简便、最有效的教育方法之一。其特点是灵活方便、适用性强，可以随时随地进行。不足之处是受众有限，受文化程度、年龄、职业等因素的影响。语言教育分为个别教育和群体教育两种。

1. 个别教育　主要有个别谈话、健康咨询等。其特点是人员少、规模小、面对面等，优点是更直接、更现实、更具有针对性、更容易接受和反馈等。

2. 群体教育　主要有报告会、专题讲座、授课、座谈会等，一般规模较大、听众较多，需要认真组织，妥善安排。

（二）文字教育

文字教育是用文字表达的方式进行健康教育的方法，比语言教育更持久。文字教育的形式主要有卫生标语、卫生传单、卫生小册子、卫生课本、卫生黑板报和墙报、卫生科普读物及卫生报刊等，它们各有特点，适用于不同的对象和环境。其特点是宣传面广，普及性强，不受时间和空间的限制，便于保存。

（三）形象教育

形象教育是利用造型艺术创作的宣传材料，通过人的视觉作用进行直观教育的一种形式，它不受文化水平的限制，一般人都能看懂，具有广泛的适应性。常用的形象教育有图片、照片、标本、模型、卫生文艺、卫生展览、示范、演示等。其特点具有直观、真实、生动、形象，如临其境，印象深刻。如通过展示死于肺癌患者的肺脏，激发吸烟者戒烟的意识。

（四）电化教育

电话教育是运用现代科学技术，通过光、声、电等物理作用，把口头宣传、文字宣传、形象教育结合起来的教育活动。具体来说，是应用幻灯、电影、电视、广播、收音、录音、录像、语言实验室、电子计算机、现代新媒体等工具和手段，以提高学习效率和教育质量，使教育更好地适应时代的要求。其特点是形象直观、有声有色，群众喜闻乐见。电化教育在健康教育中的应用越来越广泛。

五、 相关理论与模式

健康教育的核心是促进人们行为的改变，目的是使人们自觉采纳有益于健康的行为，改变不利于健康的行为。研究表明，人类的健康相关行为受多方面因素的影响。社区护士要想有效地开展健康教育，必须了解一些健康教育的相关理论和模式。

（一）健康相关行为

行为学作为一门独立的学科，已逐步形成众多分支，并应用于各个不同领域。其中，健康相关行为（health-related behavior）多用于卫生保健领域。健康相关行为是指个体或团体与健康和疾病相关的行为。健康相关行为一般分为促进健康行为（health-promoted behavior）和危害健康行为（health-risky behavior）两大类。

1. 促进健康行为 促进健康行为是个体或团体表现出的、客观上有利于自身和他人健康的一组行为。具体分为：

（1）基本健康行为 基本健康行为是指日常生活中一切有益于健康的行为，如合理营养、平衡膳食、适量睡眠、积极锻炼等。

（2）保健行为 保健行为是指正确、合理地利用卫生保健资源，以维护自身健康的行为，如定期体检、预防接种等。

（3）避免有害环境行为 避免有害环境行为是指主动地以回避、调适或应对方式处理自然环境及社会环境对人体健康带来各种危害的行为。

（4）戒除不良嗜好 戒除不良嗜好指自觉地抵制或戒除日常生活中对健康有危害的个人偏好的行为，如戒烟、不酗酒、不滥用药物等。

（5）预警行为　预警行为是指预防事故发生及正确处理已发生事故的行为，如驾驶时系好安全带、发生车祸后能进行自救或他救等。

（6）遵医行为　遵医行为是指患病后积极配合医护人员、服从治疗、接受护理的行为。

2. 危害健康行为　危害健康行为是个体或群体在偏离个人、他人、社会的健康期望方向上表现出来的一组行为。可具体分为：

（1）不良生活方式及习惯　不良生活方式及习惯是指一组习以为常的、对健康有害的甚至能导致各种成年期慢性退行性病变的生活方式和生活习惯，如高盐饮食、吸烟、酗酒等。

（2）致病性行为模式　致病性行为模式是指可能导致特异性疾病发生的行为模式。目前，研究较多的有 A 型行为模式和 C 型行为模式。①A 型行为模式是一种与冠心病的发生密切相关的行为模式。具有这种行为特征的人，冠心病发病率、复发率和病死率均比正常人高出 2～4 倍。②C 型行为模式是一种与肿瘤的发生有关的行为模式。研究表明，C 型行为者宫颈癌、胃癌、食道癌、结肠癌和恶性黑色素瘤的发生率比正常人高 3 倍左右，并可促进癌的转移，使癌前病变恶化。

（3）不良疾病行为　不良疾病行为是指个体从感知自身患病到疾病康复全过程中所表现出来的一系列行为，如隐瞒疾病行为、恐惧行为、自暴自弃行为等。

（4）违规行为　违规行为是指违反法律法规、道德规范并危害健康的行为，如药物滥用、赌博、性伴侣不固定等。

（二）社区健康教育相关理论

1. 行为学习理论　行为主义者认为，人类的行为都是后天习得的，环境决定了一个人的行为模式，无论是正常的行为还是病态的行为都是经过学习而获得的，也可以通过学习而更改、增加或消除。行为的学习可以通过强化来获得，教育者应在最大程度上强化教育对象的健康行为，消除危害健康行为。奖励与惩罚是常用的行为强化方法。教育者可通过物质及精神奖励的方法培养、强化教育对象的某种健康行为，或削弱某种危害健康行为。

2. 社会学习理论　社会学习理论是阐明人怎样在社会环境中学习，从而形成和发展他的个性的理论。社会学习理论继承和发展了行为主义强调人类行为的习得性的观点，更强调人的行为、思想、情感、反应方式以及行为受间接经验的影响，个体在社会互动过程中，经由观察、模仿、认同与社会增强作用而学习。社会学习理论侧重于改变教育对象的信念及期望，认为人的行为是建立在信念及期望之上的，如果一个人相信其某种行为的改变可以产生某种结果，那么他（她）就很可能改变自身的某种行为。因此，社会学习理论的具体方法是通过向教育对象提供信息，以改变其信念及期望，从而改变其行为。

3. 认知学习理论　认知心理学认为，人们通过认知过程把获得的信息和以前构成的心理框架联系起来，积极地构成他的知识框架。该理论强调，只有人们感知到信息，并认同信息内容，才会产生行为意愿，在具有行为所需的技能后，才能实现所要采纳的行为。

学者们把认知理论与健康相关行为相结合进行研究后，发展出了知-信-行模式。

（三）社区健康教育的模式

1. "知-信-行"模式（knowledge-attitude-belief-practice，KABP 或 KAP）　"知-信-行"是知识、态度、信念和行为的简称。"知-信-行"模式是行为改变较为成熟的模式，是认知理论在健康教育中的具体应用。该模式认为，卫生保健知识和信息是改变健康相关行为的基础，信念和态度是行为改变的动力。只有当人们了解了有关的健康知识，建立起积极、正确的信念与态度，才有可能主动地形成有益于健康的行为，转变危害健康的行为。该模式认为，"知-信-行"三者之间存在因果关系，但并不具有必然性，很多因素影响着知识向行为的顺利转化。在促使人们健康行为的形成、改变危害健康行为的实践中，健康教育者只有充分认识到知、信、行转变过程的复杂性，才能及时、有效、针对性地消除或减弱不利因素的影响，促进有利环境的形成，进而达到改变行为的目的。

2. 健康信念模式（health belief model，HBM）　健康信念模式是人们接受劝导、改变不良行为、采纳健康行为的重要模式。该模式强调个体主观心理过程，即期望、思维、推理、信念等在改变行为中的主导作用。模式认为，健康信念是人们接受知识、接受劝导、改变不良行为、采纳健康行为的关键。健康信念的形成取决于个体对以下三方面的感知。

（1）对疾病威胁的感知　认识到疾病的威胁，并进一步认识到问题的严重性，开始有行动的打算，包括：①知觉到易感性：指个体对自身出现某种健康问题可能性的判断；②知觉到严重性：指个体对罹患某种疾病严重性的判断，包括两方面的反应，一是对临床后果的判断，如死亡、伤残、疼痛等；二是对产生的社会后果的反应，如工作烦恼、家庭生活受影响、失业等。对疾病威胁的感知是促使人们产生行为动机的直接原因。

（2）对行为效益和障碍的认识　包括知觉到采取行动的益处和采取行动可能遇到的障碍。①知觉到采取行动的益处：是指人们对采取或放弃某种行为后，能否有效降低患病危险性和减轻后果的判断；②知觉到采取行动可能遇到的障碍：是指人们意识到在采取健康行为时，可能会面临的客观障碍或自己心理上的障碍，如行为复杂、花费太高、时间安排冲突等。个体感觉到的障碍越多，采纳健康行为的可能性就越小。

（3）对自我效能的感知　自我效能是指人们对自己执行健康行为的能力的自信。即一个人对自己能否通过努力成功地执行一个期望结果（如坚持运动）的行为，并善于寻找其他可借助的力量（如教育、朋友等）的能力所做的评价和判断。自我效能高的人，更有可能建立健康的行为。

行为与生活方式的改变一般遵循以下步骤：首先，人们感到目前的不良行为对健康造成威胁（对疾病威胁的认识）。其次，相信改变不良行为会得到非常有价值的结果，并清楚地认识到行为改变中可能出现的困难，且有克服的办法（知觉到采取行动可能遇到的障碍）。最后，人们感到有信心、有能力做出行为的改变（具有自我效能），见图4-1。

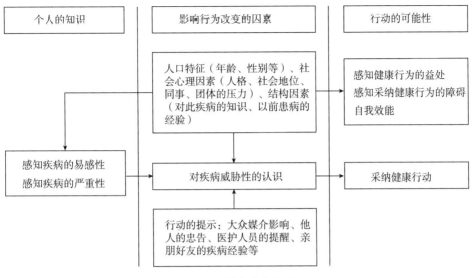

图 4-1　健康信念模式

3. 格林模式　格林模式又称为 PRECEDE-PROCEED 模式，是由美国学者劳伦斯·格林于 1980 年提出，是一个广泛应用的、发展成熟的计划制订模式，主要用于大型的健康教育和健康促进项目，也是开展健康教育工作的一种设计程序。该模式分为两个阶段，由九步骤组成，见图 4-2。

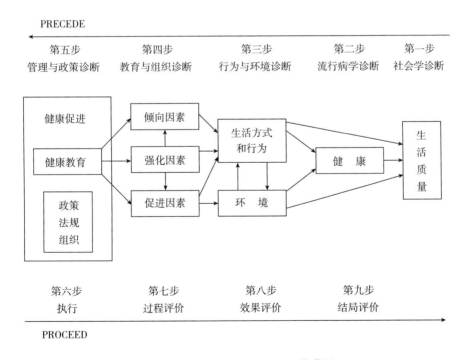

图 4-2　PRECEDE-PROCEED 模式图

PRECEDE 阶段，即 Predisposing，Reinforcing，and Enabling Causesin Educational Diagnosis and Evaluation，是通过在教育诊断、环境诊断中分析影响人群健康行为的倾向因素、促成因素及强化因素，来帮助健康教育规划制订者确定干预重点，实质是健康教育需求评估。

PROCEED 阶段，即 Policy，Regulatory，and Organizational Constructs in Educational/Environmental Development，是如何在教育和环境干预中应用政策、法规和组织的手段来实现既定目标和评价标准，实质是健康教育规划的执行。

（1）社会学诊断 主要是对社区人群的特点，如人们的健康需求、社会人口学特征、经济、文化、人们的主观感受等进行综合分析，从而找出开展健康教育的必要性。

（2）流行病学诊断 主要是找出社区人群的主要健康问题及其影响因素。

（3）行为与环境诊断 主要是找出引起社区健康问题的行为危险因素和环境因素。

（4）教育与组织诊断 主要是找出促使人们的行为发生改变的倾向因素、强化因素和促成因素。①倾向因素：是产生某种行为的动机，它包括人们的知识、态度、观念、偏好、信念、技能、改变行为自信心等；②促成因素：是促使某种行为的动机或愿望得以实现的因素，如为了促使行为改变而提供的便利性服务、社区的资源、出台的政策等；③强化因素：是激励某种行为发展、维持或减弱的因素，如同事或同伴的鼓励、媒体的宣传、公众舆论等。由于健康教育的主要目标是要促使人们的行为和生活方式发生改变，所以教育和组织诊断也是格林模式的核心。

（5）管理与政策诊断 主要是找出社区中有哪些可以支持健康教育活动的政策或者可以进一步开发的政策，社区中存在哪些可以利用的人、财、物和组织机构等。

（6）执行教育计划 实施、执行已制定的健康教育计划。

（7）健康教育过程评价 在健康教育实施的过程中，不断地进行评价，找出存在的问题并对原有计划进行调整，使健康教育计划更为可行。

（8）健康教育效果评价 对健康教育所产生的影响及短期效应进行及时的评价。主要以教育对象的知识、态度、信念的转变作为评价指标。

（9）健康教育结局评价 在健康教育结束时，检查计划目标是否达到，重点是长期目标。评价健康教育是否促进了人群身心健康，提高了生活质量，常用的评价指标有发病率、伤残率、死亡率等。

在 PRECEDE-PROCEED 模式中，无论是社会学评估、流行病学评估、行为环境评估、教育组织评估，还是管理政策评估，都是围绕目标行为问题展开的，其目的是为了全面地发现影响行为的相关因素，即倾向、强化及促成因素。换言之，在评估过程中所获得的所有相关信息都可以归纳为倾向、强化及促成因素，无论这些信息来自于哪个评估步骤。

项目二 社区健康教育程序

案例导入

王某，男，72岁，患2型糖尿病16年，接受胰岛素治疗，近日来出现视物模糊，自我注射胰岛素剂量不准确，血糖控制不稳。喜好高盐食物。老伴健在。儿子工作较忙，平日里无暇照顾父母。

问题：

（1）你认为王某目前存在什么问题？

（2）如果你是社区护士，应如何进行健康教育？

社区健康教育既是社区护理的主要内容，又是社区护理的基本工作方法，更是每一个社区护士必须要具备的基本能力。其程序包括评估、诊断、计划、实施及评价五个步骤。

一、 社区健康教育评估

社区健康教育评估是通过各种方式方法收集、分析有关教育对象和教育环境的资料，了解教育对象的学习需求，为确定健康教育诊断、制订健康教育计划提供依据的过程。

（一）评估内容

1. 教育对象　健康教育的对象主要是社区居民，居民的学习需求是动态变化的，而且受多方面因素的影响，社区护士应适时进行评估。

（1）一般情况　包括性别、年龄、健康状况及生物遗传因素等。

（2）生活方式　包括吸烟、酗酒、饮食、性生活、锻炼等生活习惯。

（3）学习能力　包括文化程度、学习经历、学习特点、学习兴趣、学习态度等。

（4）对健康知识的认识与掌握情况　包括常见病相关知识，预防疾病的方法，急危重症疾病突发、疾病并发症出现的处理方法，不健康的生活方式和生活习惯对疾病影响的认识，服药的注意事项等。

2. 教育环境　包括生活环境、学习环境和社会环境，具体需要收集职业、经济收入、住房情况、交通设备、学习条件等信息。

3. 医疗卫生服务资源　包括医疗卫生机构的数量与地理位置、享受基本医疗卫生服务的情况、卫生立法与政策、社会经济状况等。

4. 健康教育者　包括教育者的能力、经验、教育水平、对健康教育工作的热情等。

（二）评估方法

1. 直接评估法　直接评估法是指社区护士通过与目标人群的直接接触，获取健康教育需求信息的方法。包括召开座谈会、与知情人士交谈、问卷调查、直接观察等。

2. 间接评估法　间接评估法是指社区护士通过第三方途径，获取社区居民的健康教育需求信息。最主要的方法是查阅文献资料。

二、社区健康教育诊断

社区健康教育诊断是社区护士根据已收集的资料，进行认真的分析，从而确定教育对象的现存或潜在的健康问题、教育需求及相关因素的过程。诊断的完整性和准确性直接影响健康教育程序的其他步骤和最终结果，具体步骤如下：

1. 列出教育对象现存或潜在的健康问题　根据收集的资料，找出教育对象现存的和可能出现的健康问题。

2. 选出可通过健康教育解决或改善的健康问题　在列出的所有健康问题中，排除由生物遗传因素所导致的健康问题，从而挑选出由行为因素导致的、可通过健康教育改善的健康问题。

3. 分析健康问题对教育对象的威胁程度　将挑选出的健康问题按其严重程度加以排列。

4. 分析开展健康教育所具备的能力及资源　对社区内开展健康教育的各种人力、物力资源及能力进行分析，从而决定所能开展的健康教育项目。

5. 找出与健康问题相关的行为、环境因素及促进教育对象改变行为的相关因素　对教育对象及其环境进行认真的分析，从而找出与健康问题相关的行为因素及环境因素和促进教育对象改变行为的相关因素。

6. 确定健康教育的优先项目　在以上分析的基础上，确定健康教育的优先项目。优先项目是指能够真实地反映群众最急切的需要，或各种特殊群体存在的特殊需要，通过干预能达到最佳效果的项目。社区护士应在尊重教育对象意愿的基础上，根据健康教育需求的紧迫性和现有的可利用资源，按其重要性、可行性及有效性确定优先项目。

（1）重要性　主要看疾病或健康问题出现的频率和对人群健康的危害程度，可通过分析社区居民中的发病率、病残率、死亡率以及疾病或健康问题造成的经济负担、社会负担、康复成本、经济损失等来确定。

（2）可行性　主要分析社会以及政策对控制疾病或解决健康问题的支持力度，提供的有利条件，包括领导的支持、社会有关部门的配合、社区居民（尤其是干预对象）的支持和赞同，以及人力、物力、财力、技术条件是否允许等。

（3）有效性　主要看疾病或健康问题是否能够通过健康教育手段得以解决，实施健康教育后是否会收到明显的效果和良好的社会效益。

三、 制订社区健康教育计划

社区健康教育计划是一个由多方合作、合理利用资源、充分展现健康教育干预行动路径的活动方案。在制订计划时，社区护士必须与其他社区卫生服务人员、社区基层组织领导及教育对象共同磋商，切实做到以教育对象为中心。

（一）制订计划目标

1. 制订目标　目标是健康教育计划活动的总方向，是预期要达到的理想结果。例如，通过本项目计划的实施，使社区内肥胖人数减少，与肥胖有关的慢性病发病率得到控制，从而提高社区中老年人的健康水平。

2. 制订指标　指标是具体的目标，是健康教育计划所要达到的直接结果。一项健康教育计划的测量指标通常分为三个方面，即教育指标、行为指标和健康指标。

（1）教育指标　教育指标是指健康教育计划实施后，目标人群在知识、技能、态度和信念等方面发生的变化，是反映近期干预效果的指标。例如，执行本计划 1 年后，社区内 30 岁以上居民高血压防治知识的知晓率由目前的 10% 上升到 50%。

（2）行为指标　行为指标是指健康教育计划实施后，目标人群不良行为的改变率和健康行为的形成率，是反映计划中期效果的指标。例如，本计划执行 2 年后，社区内 18 岁以上男性居民吸烟率下降 5%。

（3）健康指标　健康指标是指健康教育计划实施后，反映目标人群健康状况改善的生理学和心理学指标。例如，干预 5 年后，社区高血压、脑卒中的发病率均降低，健康水平和生活质量的提高，平均期望寿命延长等。

（二）确定干预策略

1. 确定目标人群　目标人群是指健康教育计划干预的对象，通常可分为以下三类。

（1）一级目标人群　一级目标人群是指健康教育计划中被期望采纳健康行为的人群，如控烟计划中的吸烟者。

（2）二级目标人群　二级目标人群是指与一级目标人群关系密切，对一级目标人群的信念、态度和行为有一定影响的人群。如卫生保健人员、亲人、同事、朋友等。

（3）三级目标人群　三级目标人群是指对健康教育计划的执行与成功有重大影响作用的人群。如领导层、行政决策者、经济资助者、权威人士、专家等。

2. 确定干预内容　不同的目标人群有不同的信息要求。社区护士应针对目标人群的知识水平、接受能力，以及计划的目的和要求，确定健康教育的内容，认真研究其科学性、针对性、通俗性和实用性。

3. 确定干预方法　健康教育是通过卫生保健知识传播、保健方法和技术应用指导等来实现的。因此，按干预目的和内容的不同，可将教育方法分为信息传播类、行为干预类和社区组织活动三大类。无论采用哪种健康教育方法，都必须考虑它是否容易被教育对象接受，是否简便，是否经济，是否能获得预期的效率和效益。

4. 确定教育材料　健康教育材料可分为视听材料和印刷材料两大类。视听材料如幻灯片、电视录像、录音磁带、影碟等；印刷材料如书籍、报刊、杂志、小册子、传单等。可选择购买出版发行物，也可自行印刷。

5. 确定组织网络　形成分工明确并能有效合作的健康教育组织网络是执行计划的组织保证。健康教育组织网络应以健康教育专业人员为主体，吸纳政府各部门、基层组织、各级医药卫生部门、大众传播部门、学校等参加，组成多层次、多部门、多渠道的网络，确保计划目标的实现。

6. 确定活动日程　即安排健康教育活动时间表，包括活动的内容、方法、时间、地点、参加人员、主持人、各项目的负责人、所需材料和经费等。

7. 确定质控系统　即设计健康教育计划的监测与评价方案，对监测与评价活动、方法、工具、指标、时间、负责人等做出明确的规定。

四、 实施社区健康教育计划

社区健康教育的实施是按照计划设计的要求去开展健康干预活动，实现计划的目标和指标，获得效果的过程。需要注意以下问题。

1. 取得领导部门必要的政策支持。

2. 积极动员多部门参与，创造执行计划的良好内外环境。

3. 做好相关人员培训。为保证健康教育计划规范进行，需对参与活动的相关人员进行培训，培训的内容包括：①项目管理知识培训，如物资管理、计划落实、协调联络等；②专业知识培训，如开展调查的方法、文档处理的方法、干预方法等；③专业技能培训，如设备使用及维护、传播材料的制作等。

4. 做好教育活动的相关准备，具体如下。

（1）复习教育目标，确认要解决的问题和开展健康教育的时机。

（2）回顾教育对象的相关资料，了解教育对象的学习准备情况。

（3）考虑教育的内容和重点，弄清是否需要他人帮助。

（4）准备好必要物品，如讲义、教学模具、宣传资料、录像带等教学资料和工具。

（5）选择并准备好环境。健康教育活动应尽量选择在比较随意、轻松、有利于交流和讨论的环境中进行。

（6）计划好所需的时间。

5. 教育活动过程中，灵活应用各种健康教育方法，分阶段对教育对象的健康问题进行指导；注意信息的双向沟通，避免产生教育的负性作用。

6. 监测健康教育活动的进程、内容、经费、开展状况，以及人群的健康知识、信念、行为及有关危险因素等，并做好记录，见表4-1。

表4-1 健康教育活动记录表

活动时间：	活动地点：
活动形式：	
活动主题：	
组织者：	
主讲人：	
接受健康教育人员类别：	接受健康教育人数：
健康教育资料发放种类及数量：	
活动内容：	
活动总结评价：	

存档材料请附后
□书面材料 □图片材料 □印刷材料 □影音材料 □签到表 □其他材料

填表人（签字）：　　　　　　　　　　　　　负责人（签字）：

　　　　　　　　　　　　　　　　　　　　　填表时间：　年　月　日

五、 社区健康教育的评价

评价贯穿于社区健康教育的全过程，是对健康教育活动进行的全面监测、检查和控制的工作过程，是保证健康教育成功的关键。

（一）评价方式

1. 过程评价　过程评价是对健康教育程序每一个步骤的评价，包括对执行者的评价、对组织的评价、对政策和环境的评价等。过程评价能有效监测各项活动的执行及完成情况，及时发现问题，针对性地修订策略，保证目标的实现。

2. 近期效果评价　近期效果是健康教育干预后体现在目标人群方面的效果。评价的内容有：人群的卫生知识、健康态度、健康信念、健康相关行为的变化，以及政策、法规制定情况等。

3. 远期效果评价　远期效果是健康教育带来的人群健康状况改变所产生的长远影响。评价内容包括：环境状况的改变、社会效益、经济效益、疾病与健康状况的变化、生活质量的变化等。

（二）评价指标

1. 反映个体或人群卫生知识水平的指标

$$卫生知识及格（满分）率（\%）=\frac{卫生知识测验及格（满分）人数}{参加测验人数}\times100\%$$

$$卫生知识达标率（\%）=\frac{该范围内卫生知识达标人数}{某一范围内应达标人数}\times100\%$$

$$卫生知识知晓率（\%）=\frac{知晓（正确回答）某卫生知识的人数}{被调查人数}\times100\%$$

2. 反映个体或人群对卫生保健工作态度的指标

$$卫生保健行为支持/反对率（\%）=\frac{被调查范围内支持/反对的人数}{被调查的人数}\times100\%$$

$$健康教育活动参与率（\%）=\frac{某一范围自愿参与某健康教育活动的人数}{该范围内应该接受健康教育活动的人数}\times100\%$$

3. 反映个体或人群卫生习惯或卫生行为形成情况的指标

$$不良行为或习惯转变率（\%）=\frac{某范围内已经改变某种不良行为或习惯的人数}{该范围内具有某种不良行为或习惯的人数}\times100\%$$

$$卫生保健活动参与率（\%）=\frac{某范围内坚持参与某项卫生保健活动的人数}{该范围内有能力参与卫生保健活动的总人数}\times100\%$$

4. 反映健康教育深度和广度的指标

$$卫生知识普及率（\%）=\frac{某范围内已达到卫生知识普及要求的人数}{该范围内的总人数}\times100\%$$

$$健康教育覆盖率（\%）=\frac{某范围内接受某种形式健康教育的人数}{该范围内的总人数}\times100\%$$

5. 反映人群健康状况的指标　发病率、患病率、死亡率、平均寿命、儿童及青少年的生长发育指标等。

（三）评价方法

社区健康教育活动的评价应根据教育对象及客观条件采取适当的评价方法，主要有座谈会、家庭访问、问卷调查、直接观察、卫生知识小测验、卫生学调查、卫生统计方法等。

📝 **考纲摘要**

1. 健康教育的目的是促使个体或群体改变不良行为和生活方式。

2. 促进健康行为包括基本健康行为、保健行为、避免有害环境行为、戒除不良嗜好、预警行为和遵医行为。

3. A 型行为模式与冠心病的发生密切相关；C 型行为模式与肿瘤的发生有关。

4. 健康教育计划的测量指标包括教育指标、行为指标和健康指标。

5. 健康教育的一级目标人群是指健康教育计划中被期望采纳健康行为的人群。

复习思考

一、单选题

1. "知-信-行"模式是有关行为改变较成熟的模式，其间的关系是（　　）

　　A. 知是基础、信是动力、行是目标　　　B. 知是动力、信是基础、行是目标

　　C. 知是目标、信是动力、行是基础　　　D. 知是基础、信是目标、行是动力

　　E. 知是目标、信是基础、行是动力

2. 健康相关行为是指（　　）

　　A. 个体与健康有关的行为　　　　　　B. 团体与健康有关的行为

　　C. 个体或团体与健康和疾病有关的行为　　D. 个体与疾病有关的行为

　　E. 团体与疾病有关的行为

3. 与 C 型行为模式关系最密切的疾病是（　　）

　　A. 冠心病　　　　　　　　　　　　B. 恶性肿瘤

　　C. 糖尿病　　　　　　　　　　　　D. 高血压

　　E. 心理障碍

二、论述题

1. 什么是社区健康教育？社区健康教育常用的方式有哪些？

2. 社区护士小张在进行社区健康评估中发现，某社区高血压患者较多。居民喜好腌渍食品，并认为这不会影响身体健康。许多居民工作忙，精神压力大，作息不规律，并对此种生活方式表示很无奈。

问题：

（1）你认为该社区的护理诊断是什么？

（2）请为该社区制订健康教育计划。

（3）针对该社区高血压患者的健康教育计划中，应融入哪些中医养生保健知识？

扫一扫，知答案

模 块 五

以家庭为中心的护理

【学习目标】

1. 掌握家庭生活周期与发展任务；家庭健康护理评估的内容、方法；家庭健康护理计划与实施；家庭访视的定义、种类和程序；居家护理的定义、对象。

2. 熟悉家庭的结构、功能；家庭健康护理的概念、特点和任务；家庭健康护理诊断、评价；家庭访视目的、要求；居家护理等级；家庭病床的类型、服务对象和护理程序。

3. 了解家庭的概念、类型；家庭对健康的影响；健康家庭的特征；家庭访视安全管理与沟通技巧；居家护理的目的、特点。

以家庭为中心的护理是以家庭作为基本单位，充分利用家庭内、外部资源，采取适宜的技术，解决家庭内健康问题的一系列护理活动。家庭是构成社区的基本单位，家庭环境直接影响家庭成员的健康观和生活方式，以家庭为中心的护理，可提高家庭对健康问题的应对能力，更有利于改善家庭中某一个成员的健康状况，达到提高人群整体健康水平的目的。

扫一扫，看课件

项目一　家庭与健康

案例导入

李某，女，32岁，大学教师。丈夫张先生，35岁，科技公司职员，平日工作繁忙，加班较多。夫妇二人育有一子，3岁，身体健康，在距离家庭5公里外的幼儿园就读。李女士的母亲患有高血压10年，现与他们同住。

问题：

（1）李某的家庭属于哪一种家庭结构类型？

（2）李某家庭处于家庭生活周期的哪个发展阶段？主要的护理保健要点是什么？

一、家庭

（一）概念与类型

1. 家庭的概念　传统意义的家庭是指由有法定血缘、领养、监护及婚姻关系联系在一起的，两个及以上的人组成的社会基本单位。现代广义的家庭定义为：家庭是一种重要的关系，它由一个或多个有密切血缘、婚姻、收养或朋友关系的个体组成的团体，它是社会团体中最小的基本单位，也是家庭成员共同生活、彼此依赖的处所。

2. 家庭的类型　可分为核心家庭、主干家庭、联合家庭、单亲家庭及其他家庭类型。

（1）核心家庭　核心家庭又称小家庭，由一对夫妻和未婚子女（包括领养的子女）构成。没有子女的家庭，如丁克家庭也属于核心家庭。核心家庭是现代社会的主要家庭类型。具有规模小、结构简单、关系单纯和容易沟通的特点，其家庭结构和关系稳定、牢固，对亲属关系网络的依赖性比较小。但这种家庭可利用的内外资源少，遇到危机时，得不到足够的支持，容易导致家庭危机或家庭破裂。

（2）主干家庭　主干家庭也称直系家庭，是核心家庭的纵向延伸。是由父母、已婚子女及第三代人组成的家庭。主干家庭人数众多，结构复杂，关系繁多，可利用的家庭资源较多，应对家庭危机的能力较强，有利于维持家庭的稳定。

（3）联合家庭　联合家庭又称旁系家庭，是核心家庭的横向拓展。是指由两对或两对以上的同代夫妇及其未婚子女组成的家庭。包括父母同几对已婚子女及孙子女构成的家庭，两对以上已婚兄弟姐妹组成的家庭等。

（4）单亲家庭　单亲家庭是指由离异、丧偶或未婚的单身父亲或母亲及其子女或领养子女组成的家庭。

（5）其他　以上家庭类型之外的家庭，如重组家庭、未婚同居家庭、群居体及同性恋家庭等。其他类型家庭由于其结构的特殊性，往往因经济、住房、赡养等原因诱发各种健康问题。

（二）结构与功能

1. 家庭的结构　家庭的结构分为外部结构和内部结构。家庭外部结构是指人口结构，即家庭的类型；家庭内在结构是指家庭成员之间的互动行为，包括家庭角色、家庭权力、家庭沟通方式和家庭价值系统，反映家庭成员之间的相互作用和相互关系。

（1）权力结构 家庭权力结构是指家庭成员对家庭的影响力、支配权和控制权。家庭权力反映了家庭决策者在做出决定时家庭成员之间的相互作用方式。家庭权力分为四种类型：①传统权威型：由家庭所在的社会文化传统决定，如父系社会的家庭把父亲视为权威人物，而不考虑其社会地位、职业、收入、健康状况及能力等因素；②情况权威型：家庭权力随家庭情况的变化而发生转移，由经济供养能力决定，如丈夫失业由妻子赚钱养家，权力自然由丈夫转移到妻子；③分享权威型：也称民主家庭，家庭成员权力均等，彼此商量决定家庭事务；④感情权威型：由家庭感情生活中具有凝聚力的成员担当决策者，其他的家庭成员因对他（她）的感情而承认其权威。如"妻管严型""小太阳型"。每个家庭可以有多种权力结构并存，不同时期也可以有不同类型。家庭权力结构并非固定不变，它会随着家庭生活周期的改变、家庭变故、社会价值观的变迁等家庭内外因素的变化，而从一种家庭权力结构的形式转化为另一种形式。

（2）角色关系 家庭角色关系是指家庭成员在家庭中的特定地位。每一个家庭成员都是多个角色的扮演者，其角色的扮演情况是影响家庭健康的重要因素。一个健康的家庭，其家庭成员均愿意扮演自己的角色，角色行为符合社会规范，能被社会接受，角色功能既能满足自我的心理需要也能达到家庭对角色的期望，同时在不同的家庭发展阶段完成角色转换。

（3）沟通方式 家庭沟通方式是指家庭成员之间在情感、愿望、需要、价值观念、信息和意见等方面进行交换的过程，是评价家庭功能状态的重要指标，是家庭成员调控行为和维持家庭稳定的有效手段。开放、坦诚、有效的沟通能化解家庭矛盾、解决家庭问题、促进家庭成员间的关系。

（4）价值系统 家庭价值系统是家庭在价值观念方面所特有的思想、态度和信念。它的形成受家庭所处的文化背景、宗教信仰和社会价值观所影响。家庭的价值系统决定着家庭成员的行为方式及对外界干预的反应性，家庭对健康的态度和信念直接影响家庭成员对疾病的认识、就医行为、遵医行为和健康促进行为等。社区护士了解家庭价值观，有利于解决家庭健康问题。

2. 家庭的功能 家庭的功能是指家庭本身所固有的性能和功用。家庭作为个体与社会的结合点，最基本的功能是满足家庭成员在生理、心理及社会各个层次最基本的需要。

（1）情感功能 情感是形成和维护家庭的重要基础。家庭成员间的彼此关爱，能满足家庭成员爱与被爱的需求，能够让家庭成员产生归属感、安全感。

（2）社会化功能 家庭有培养其年幼成员完成社会化的责任，为其提供适应社会的教育，使其具有正确的人生观、价值观和健康观。

（3）生殖功能 家庭是生育子女、繁衍下一代的基本单位。它体现了人类作为生物世代延续种族的本能和需要。

（4）经济功能　经济功能是指经营生活、维系生活所需的经济资源，包括物质、空间及金钱等，以满足家庭成员的衣、食、住、行、教育、医疗、娱乐等各方面的需求。

（5）健康照顾功能　家庭成员间相互照顾，维护家庭成员的健康，并在家庭成员患病时提供各类与疾病恢复有关的支持，如提供合理饮食、保持有利于健康的环境、提供适宜衣物、提供保持健康的卫生资源等。

（三）生活周期与发展任务

1. 家庭生活周期及各阶段发展任务　家庭生活周期是指家庭遵循社会及自然规律所经历的由诞生、发展到消亡的循环周期，是从夫妻结婚组成家庭开始，到生产、养育儿女，再到老年的各个阶段的连续过程。在家庭的发展过程中，杜瓦尔（Duvall）认为家庭生活周期主要分为 8 个阶段，每阶段都有各自的"家庭发展任务"，见表 5-1。家庭顺利地适应这些发展任务是维持家庭和家庭成员的健康、预防家庭危机发生的前提。

表 5-1　家庭生活周期与发展任务表

阶段	定义	主要发展任务
新婚期家庭	男女结合	建立家庭，双方适应及感情沟通 生活方式和性生活调节 制订家庭计划，包括计划生育 建立和处理好新的亲戚关系
第一个孩子出生	30 个月以内	适应父母的角色，稳定婚姻关系 母亲产后的恢复 承担增加的经济开支 养育和照顾婴幼儿
有学龄前儿童家庭	30 个月~6 岁	抚育孩子 注意孩子的身心发育及安全防护 孩子上幼儿园
有学龄儿童家庭	7~17 岁	促使孩子身心发展及社会化 孩子上学问题 青春期卫生问题
有青少年家庭	13~20 岁	青少年的教育与沟通 青少年的性教育及与异性交往、恋爱 青少年的社会化问题
孩子离家创业家庭 （分支家庭）	最大到最小的孩子离家	父母与子女之间逐渐转为成人关系 父母感到感孤独 孩子开始自立，家庭继续提供支持
空巢期家庭 （中年家庭）	孩子离家直到父母退休	恢复夫妻两人的生活，重新适应及巩固婚姻关系 计划退休后的生活，适应与新家庭成员的关系 与孩子的沟通及给予各方面的支持

续表

阶段	定义	主要发展任务
老化期家庭 （老年家庭）	退休至死亡	适应正在衰退的体力 适应经济收入的减少及生活依赖性的增加 建立舒适的生活节奏 适应丧偶的压力

值得注意的是，杜瓦尔的家庭生活周期是以核心家庭为基础进行的划分。实际上，该划分法并不能完全适用于所有家庭。比如，发生变故的家庭、子女婚后未离家、单亲家庭、非亲属关系家庭等就没有完整的八个发展阶段。

社区护士应了解家庭生活周期的特点，预测和识别家庭在特定阶段可能或已经出现的问题，及时地进行健康教育或提供咨询，采取必要的预防措施，避免出现不良后果。

2. 家庭生活周期中各阶段的护理要点

（1）新婚期 指导新婚夫妇相互适应和进行感情沟通，调节性生活，制订家庭计划，包括计划生育、建立和处理好新的亲戚关系。

（2）第一个孩子出生 指导维持良好的夫妻关系，适应角色转换，承担养育子女的责任。护理要点为：①制订家庭计划；②孕期、产后保健；③婴幼儿保健；④增进父母抚育婴儿所需要的能力。

（3）学龄前、学龄期儿童和青少年期 护理要点为：①增进亲子关系及维持良好的沟通；②防止幼儿意外事故及常见病、传染病的发生；③维持满意的家庭婚姻关系；④协助孩子适应学校生活；⑤协助做好儿童不同时期的健康保健；⑥协助培养孩子良好的人生观、价值观。

（4）孩子离家创业 父母与子女之间的关系逐渐转变为成人间关系，同时在家庭的分系统方面需再作调整。护理要点为：①家庭婚姻的再调适；②对高龄父母的照护；③放手让孩子健康成长。

（5）空巢期 子女成年另组家庭，夫妻重新适应两人生活。彼此照顾、养老成为此阶段的生活重心。护理要点为：①稳固婚姻关系；②更年期保健及慢性病的防治；③提供健康环境；④培养兴趣爱好，为离退休做准备。

（6）退休期 此期重点是维持自我的完整性，适应丧偶、亲朋好友的逐渐离世、身体机能减退等。护理要点为：①适应离退休后的生活；②对收入减少、健康状况下降、丧偶的调适；③维持满意的生活安排。

二、 家庭对健康的影响

（一） 对遗传的影响

生物遗传是影响个体健康的重要因素。家族遗传史和母亲孕期的状况与疾病的发生密切相关，如地中海贫血、先天性畸形等。

（二）对生长发育的影响

家庭影响儿童的生理、心理发展和社会适应能力。家庭病态与儿童的躯体、行为方面的疾病有着密切的联系，如幼年时长期缺失父母的照顾与自杀、抑郁和社会病态人格等精神障碍有关。

（三）对疾病传播的影响

感染和神经官能症在家庭中的传播较为多见。如病毒感染在家庭中有很强的传播倾向，母亲患有精神性疾病的孩子患神经官能症的可能性较大。

（四）对疾病发病和死亡的影响

许多疾病的发生与不健康的生活方式和生活习惯有关，家庭因素不仅影响某些疾病的发病和死亡，还影响到患者及家庭对医疗服务的使用程度。

（五）对康复的影响

家庭的支持对某些疾病的治疗和康复有很大的影响。例如，偏瘫患者的康复、骨科患者的功能锻炼、精神障碍患者的社区康复等。

（六）对求医行为、生活习惯与方式的影响

家庭成员的健康信念和行为往往相互影响，一个成员的求医行为会受到另一成员或整个家庭的影响，一代人的生活方式会影响另一代人的行为习惯养成。

三、 健康家庭的特征

（一）健康家庭的概念

健康家庭是指家庭中每一个成员都能感受到家庭的凝聚力，它能够满足和承担个体的成长，维系个体面对生活中各种挑战的需要。健康家庭是针对家庭整体而言，而不是针对每一位个体成员。健康家庭是能够真正发挥家庭功能，起到促进和保护家庭成员健康作用的家庭，即家庭系统在生理、心理、社会文化发展及精神方面的一种完好的、动态变化的稳定状态。

（二）健康家庭的特征

1. 良好的交流氛围　家庭成员能彼此分享感觉、理想，相互关心，使用语言或非语言的沟通方式促进相互了解，并能化解冲突。

2. 增进家庭成员的发展　家庭给各成员有足够的自由空间和情感支持，使成员有成长机会，能够随着家庭的改变而调整角色和分配职责。

3. 积极面对矛盾及解决问题　对家庭负责任，并积极解决问题。遇到解决不了的问题，不回避矛盾并寻求外援帮助。

4. 有健康的居住环境及生活方式　能够认识到家庭内的安全、营养、运动、闲暇等对每位成员的重要性，为家庭成员提供安全和卫生的生活环境，确保每位成员建立健康的生活方式和良好的生活习惯。

5. 与社区保持联系　参加各种有益活动，不脱离社会，充分运用社会网络，利用社区资源满足家庭成员的需要。

扫一扫，看课件

项目二　家庭健康护理

📖 案例导入

王某，男，36岁，农民，与31岁的弟弟同在距家100公里外的城市做建筑工人。王某的妻子崔某，34岁，在家务农。王某的父亲78岁，患高血压30年，1个月前突发右侧肢体无力，医院诊断为脑梗塞，经过及时治疗，现已出院，遗留有肢体活动受限，生活自理程度为完全依赖。王某和妻子育有1子1女，儿子18岁，现阶段在备战高考；女儿读小学。王某的父亲住院期间，媳妇崔某既要照料公公，又要照顾儿女，医院家庭两处奔波。现在崔某每天都要协助公公进行家庭康复训练，感觉非常疲劳，情绪烦躁，因此求助于社区卫生服务中心。

问题：

(1) 社区护士要对该家庭收集哪些健康资料？

(2) 该家庭的健康问题有哪些？请制订合理的家庭护理计划。

一、概述

（一）概念

家庭健康护理是以家庭为服务对象，以家庭护理理论为指导，以护理程序为工作方法，护士与家庭共同参与，确保家庭健康的一系列护理活动。目的是促进和维护家庭健康，维持家庭稳定，预防家庭成员发生疾病和帮助家庭成员治疗、护理及适应疾病，以发挥家庭最大的健康潜能。

（二）特点

家庭健康护理的对象是家庭，主要针对家庭患病成员或在家庭生活周期的某一阶段出现健康问题的家庭。其特点主要表现在以下几个方面。

1. 家庭护理的场所较自由，主要为家庭、社区或家庭认为合适的地方。

2. 护理过程既注重家庭群体健康，也注重每一个家庭成员的健康。

3. 家庭健康护理服务可以是自愿、无偿的福利性服务，也可以是有偿的商业性服务。

4. 家庭健康护理是从家庭建立到结束，贯穿于整个家庭生活周期的连续性服务。

5. 家庭健康护理服务内容具有广泛性，任何可能影响到家庭成员健康的问题都是家庭健康护理关注的问题。

6. 护理程序是开展家庭健康护理的基本方法。社区护士运用系统的、整体的科学理念去观察、分析和解决家庭现存的或潜在的健康问题，从而促进服务对象的健康水平。

（三）任务

1. 与家庭及其成员建立良好的信赖关系。良好的信赖关系是社区护士开展家庭健康护理的基础，也是保证护理干预顺利实施、提高护理质量的重要因素。

2. 为家庭中的患者提供预防、医疗、康复和护理服务。教育患者及其家属提高对健康的认识，承担对患者的照顾责任。指导患者自我护理，教会家属一般护理技术，熟悉一般卫生知识与膳食指导，帮助患者尽可能在居家内康复。

3. 协助家庭合理利用内部和外部健康资源，早期发现和预防家庭危机，增进身心健康。

4. 协助家庭获得或改善健康的生活环境。

5. 鼓励家庭积极参与社区组织的各种健康教育活动，从中获取健康保健知识，提高自我保健意识，养成良好的生活方式，增强战胜疾病的信心，降低疾病发病率及致残、致死率。

二、 家庭健康护理程序

（一）家庭健康护理评估

1. 评估内容

（1）家庭一般资料 包括家庭住址、电话、家庭成员基本资料、家庭成员健康状况及医疗保险形式、家庭健康管理状况、家庭成员生活习惯等。

（2）家庭患病成员的状况 包括家庭成员所患疾病的种类和日常生活受影响的程度、疾病愈后、日常生活能力、家庭角色履行情况、疾病费用等。

（3）家庭发展阶段及任务 包括家庭目前所处的发展阶段与发展任务、家庭履行发展任务的情况。

（4）家庭结构 包括家庭成员间关系、家庭沟通与交流、家庭角色、家庭权利、家庭价值系统。

（5）家庭功能 包括家庭成员间的情感交流、培养子女社会化的情况、家庭自我保健行为。

（6）家庭资源 包括家庭内部及外部资源。家庭内部资源是家庭为成员提供经济与情感支持，提供及安排医疗咨询、照顾，维护家庭成员的名誉、地位、权利和健康等，来自于家庭内部；家庭外部资源是来自于家庭外部的，其他亲朋好友及社会团体提供的关怀与支持、社会文化、宗教、经济、教育、医疗等提供的物质或精神支持。

（7）家庭与社会的关系　包括家庭与亲属、社区、社会的关系和家庭对社区的看法，以及家庭利用社区资源的情况及能力。

（8）家庭应对和处理问题的能力与方法　包括家庭成员对健康问题的认识、家庭成员间的关系变化、家庭战胜疾病的决心、家庭应对健康问题的方式、生活调整、对家庭经济的影响以及家庭成员健康状况的影响。

2. 评估工具

（1）家庭成员一般资料表　可根据工作需要，设定表格相应内容，见表5-2。

表5-2　家庭成员一般资料表

姓名	性别	出生日期	婚姻状况	职业	档案号

（2）家庭结构图　又称家系图，是用不同符号以家谱的形式展示家庭结构和关系、家庭人口学信息、家庭生活事件、健康问题等家庭信息。通过家系图可以帮助社区护士迅速评估家庭基本情况、判断危及家庭健康的问题和家庭高危人员等。绘制家系图应当：①包含三代或三代以上成员，从上到下辈分降低，从左到右年龄降低，夫妻之间一般遵循男左女右；②根据需要标明家庭成员的姓名、年龄或出生日期、死亡年龄或日期及死因、主要疾病或健康问题等；③夫妻之间标明结婚或离婚日期，在同一处居住的成员可用虚线标出。常用的家系图符号及含义，见图5-1。家系图，见图5-2。

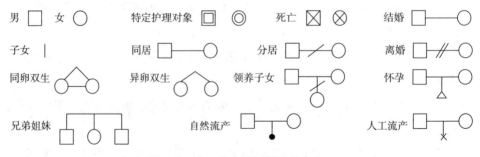

图5-1　常用的家系图符号及含义

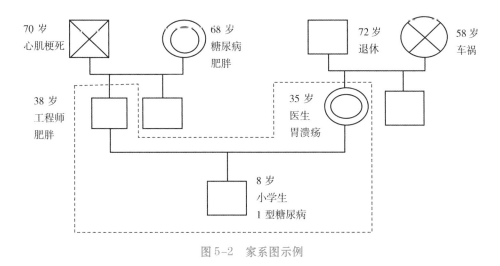

图 5-2　家系图示例

（3）家庭社会关系图　是把家庭成员之间的关系用一些特定的表示关系的线相连，以展示家庭成员间的亲密度和相互关系。见图 5-3。

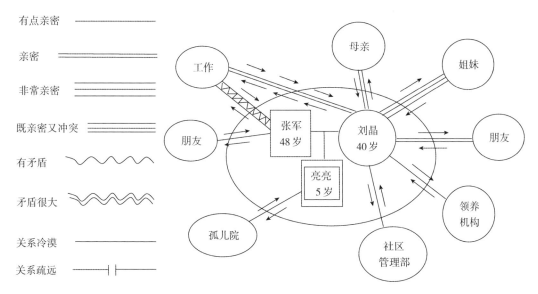

图 5-3　家庭社会关系图常用符号及含义

（4）社会支持度图　社会支持度体现了以护理对象为中心的家庭内、外的相互作用，可以帮助社区护士认识家庭目前的社会关系及可以利用的资源，见图 5-4。

（5）家庭圈　反映的是护理对象主观上对家庭的看法及家庭关系网络。这种主观看法一般只代表当前的认识，会随着时间而不断地发生变化，因而需要持续地修正。家庭圈的画法是：先让护理对象画一个大圈，再在大圈内画上若干个小圈，分别代表护理对象自己和他（她）认为重要的家庭人员。圈之间的距离代表关系的亲疏，小圈本身的大小代表权威或重要性的大小。护士回避，让护理对象自己完成。随后，护士向护理对象提问题或护理对象自己向护士解释图的含义，从而了解护理对象的家庭情况，见图5-5。

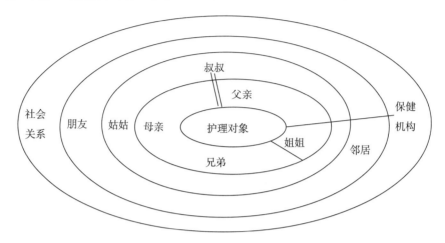

图5-4　社会支持度

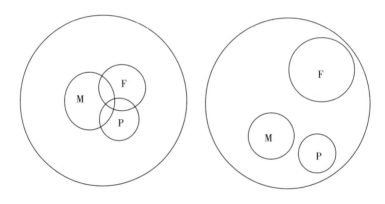

护理对象是一位25岁的男青年，全家人关系亲密。

护理对象是的父亲主宰全家，护理对象性格自卑，极少请求家庭帮助。

F. 父亲；M. 母亲；P. 护理对象

图5-5　家庭圈实例

（6）家庭关怀度指数　又称家庭功能评估表，是用来检测家庭功能的问卷，反应个别家庭成员对家庭功能的主观满意度，是一种简便的自我报告方法，共5个题目，每个题目代表一项家庭功能，简称APGAR问卷，见表5-3。APGAR问卷有关指标的名称与含义如下：

A 适应度（adaptation）：反映家庭遭遇危机时，利用家庭内外资源解决问题的能力。

P 合作度（partnership）：反映家庭成员分担责任和共同做出决定的程度。

G 成熟度（growing）：反映家庭成员通过互相支持所达到的身心发展与自我实现的

程度：

A 情感度（affection）：反映家庭成员间相互关爱的程度。

R 亲密度（resolve）：反映家庭成员间共享时间、金钱和空间的程度。

表 5-3　APGAR 家庭功能评估表

指标	经常（2 分）	有时（1 分）	几乎从不（0 分）
1. 当我遇到问题时，可以从家人处得到满意的帮助（适应度）	□	□	□
2. 我很满意家人与我讨论各种事情以及分担问题的方式（合作度）	□	□	□
3. 当我希望从事新的活动或发展时，家人都能接受且给予支持（成熟度）	□	□	□
4. 我很满意家人对我表达感情的方式以及对我情绪（如愤怒、悲伤、爱）的反应（情感度）	□	□	□
5. 我很满意家人与我共度时光的方式（亲密度）	□	□	□

注：0～3 分：家庭功能严重障碍；4～6 分：家庭功能中度障碍；7～10 分：家庭功能良好。

3. 评估方法　家庭健康护理评估主要通过家庭访视来进行，运用交谈法和观察法收集资料。交谈法是通过与家庭成员的交谈，了解家庭状况和家庭成员间的关系、家庭成员的健康状况等。观察法主要观察护理对象的家庭环境、家庭成员间的交流沟通状况和家属如何照顾患病个体等。

家庭健康评估的重点在于确认家庭存在的健康问题和解决这些问题的优势。收集资料时应注意与访视家庭建立良好的关系，在取得家庭信任的基础上，充分挖掘和发现家庭深层次的健康问题。

（二）家庭健康护理诊断

家庭健康护理诊断是在评估的基础上对所收集的资料进行分析，从而确定家庭所存在的健康问题及需要提供护理服务的内容。北美护理诊断协会（NADNA）提出的与家庭有关的护理诊断有：①照顾者角色紧张；②有照顾者角色紧张的危险；③父母不称职；④有父母不称职的危险；⑤有亲子依恋改变的危险；⑥性功能障碍；⑦无效性性生活形态；⑧无效性角色行为；⑨父母角色冲突；⑩无能性家庭应对；⑪妥协性家庭应对；⑫有增强家庭应对的趋势；家庭执行治疗方案无效；⑬知识缺乏（特定的）。

确立家庭护理诊断的基本步骤如下。

1. 分析家庭的健康问题　通过对资料的分析和整理，找到家庭存在的健康问题，并进行分类。

2. 家庭健康问题排序　对找出的健康问题进行分析、排序。排序原则为：①家庭成员最关心的问题；②能影响整个家庭的问题；③家庭成员易实施的问题；④家庭通过实际行动能看到或体验到变化结果的问题；⑤急救或紧急的问题。

3. **判断需要护理和援助的项目** 从家庭应对和处理健康问题的状况判断所需援助的程度，是紧急援助，还是维持现状。

4. **分析健康问题之间的关系** 从家庭整体上分析各种健康问题之间的联系及相互影响，构建家庭健康护理计划，进行家庭整体护理。

（三）家庭健康护理计划

家庭护理计划是针对护理问题制订完整的家庭整体护理计划，是护理行为的指南。具体内容为确定护理对象、明确护理目标、选择护理干预措施和制订护理计划。其中，家庭护理目标的确定是关键，应当鼓励服务对象与家属共同参与目标制订，目标的陈述需简单明了，切实可行，服务对象愿意接受，并可被观察和测量，以增强服务对象及其家属的信心。家庭护理计划的制订要遵循互动性原则、特殊性原则、实际性原则、意愿性原则和合作性原则。护士应与家庭成员就每一项干预措施达成一致意见，并在此基础上形成书面计划。家庭护理计划的书写格式，见表5-4。

表5-4 家庭护理计划格式

护理诊断	护理目标	护士-家庭活动	依据	护理评价

（四）家庭健康护理计划实施

实施包括按计划进行家庭健康护理干预、书写护理记录和继续家庭护理评估。社区护士在家庭护理的特殊服务中扮演着多种角色，既是决策者、实施者，又是教育者、组织者、评价者。因此，社区护士应具有较强的独立工作能力、扎实的业务理论知识、熟练的护理技能和良好的人际沟通能力。

1. **家庭护理措施** 主要包括：①帮助家庭应对疾病和各种压力，介绍或强化有效的家庭交流方式、应对技巧和行为；②为家庭联系所需资源；③指导各家庭成员的行为与家庭目标、需要和活动协调一致；④为缺乏自护能力的家庭提供直接的照顾和护理；⑤对家庭进行健康教育；⑥排除阻碍家庭计划落实的障碍。

2. **护理记录** 社区护士为护理对象采取家庭护理措施后，应及时书写护理记录。

（五）家庭健康护理评价

评价包括过程评价和终末评价。过程评价贯穿于社区护士与家庭交往的全过程，用于护理问题出现时，指导有关目标、护理活动和重点需求的修改。终末评价用于家庭与护士关系的终末阶段，目的是总结与家庭交往的效果。

1. **影响评价的因素** 资料的可靠性、家庭期盼的高低、家庭与护士的交流状况、护士的态度。

2. 评价内容 ①对家庭成员的援助：包括患者和家属日常生活质量提高的程度，患者和家属对家庭健康问题的理解程度、自我保健的意识和情绪稳定程度；②促进家庭成员的相互作用：包括家庭成员的相互理解，家庭成员间的交流，家庭成员的亲密度和爱心，家庭成员判断和决策问题的能力，家庭角色的分工；③促进家庭与社会的关系：包括社会资源的有效利用和环境条件。

3. 护理目标的实现程度 护理目标的实现程度分目标完全实现、部分实现和未实现。

4. 评价结果 评价结果有三种情况：①修改计划：当新问题出现或实际情况与计划不符时及时修改护理计划；②继续执行计划：目标定得过高或实施需要时间较长，到了计划设定的时间尚未完成时，可以将计划继续实行；③终止计划：问题已解决，护士可解除对该家庭的援助。

项目三 家庭访视

案例导入

王某，男，32岁，某公司经理。工作压力大，患有胃溃疡，妻子在一周前自然分娩诞下一男婴，刚从医院回家休养。王某的父亲一个月前去世，母亲刚刚确诊患有糖尿病，口服降糖药治疗。

问题：

面对这个家庭，社区护士应该如何开展家庭访视？

一、概述

（一）定义

家庭访视（home visit）简称"家访"，是指为了维持和促进个体、家庭和社区的健康，而对访视对象及其家庭成员在其家中所提供的护理服务活动，是开展社区护理的重要手段。

（二）目的

家庭访视是用科学的方法了解情况，以明确社区居民的健康需求，发现问题，依据实际需求和现有的内在、外在资源合理地制订和实施家庭护理计划，以减少危险因素，解决家庭的问题，达到预防疾病、促进健康的目的。具体如下：

1. 早期发现家庭健康问题。通过家庭访视，了解家庭以及家庭成员的健康状况，收集家庭生活环境中关于个人、家庭和社区健康相关的真实资料，正确评估家庭结构、家庭环境及在家庭环境中的行为；提高资料的可信度，做出明确的护理诊断。

2. 为居家的病、伤、残者提供各种必要的保健和护理服务。

3. 促进家庭成员的正常生长发育，并提供有关健康促进和疾病预防的健康知识。

4. 充分发挥家庭功能，促进家庭成员之间的相互关心和理解。

5. 消除家庭环境中的不安全因素、致病因素，确保家庭环境的健康。

（三）种类

1. 预防性家庭访视　目的是预防疾病和健康促进，主要用于妇幼保健家访等。

2. 评估性家庭访视　目的是对护理对象的家庭进行评估。常用于对存在家庭危机或心理问题的患者家庭及老年、体弱或残疾人的家庭评估。

3. 连续照顾性家庭访视　目的是定期为患者提供连续性的照顾。主要用于患有慢性病需要康复护理者、肿瘤患者及临终患者等。

4. 急诊性家庭访视　目的是处理临时、紧急情况或问题，多为随机性。如慢性病急性发作、外伤、家庭暴力等。

二、 家庭访视程序

（一）访视前准备

家庭访视前，社区护士必须做好充分的准备才能达到访视目的。访视前的准备主要包括：确定访视对象、确定访视目的和目标、联系访视家庭、准备访视物品、安排访视路线。

1. 确定访视对象　当社区护士负责访视家庭的数量较多时，应在有限的时间、人力、物力情况下，有计划、有重点、有目的地安排家庭访视的优先次序。确定优先次序时需要考虑以下因素：

（1）影响人数的多少　一般来讲，影响人数多的应考虑优先访视。如传染病，若不优先访视，加以控制，将会影响到更多人的健康。

（2）对生命的影响　对于致死率高的疾病，应列为优先访视。如患先天性心脏病的小儿和生长迟缓的小儿，前者应列为优先访视。

（3）是否留下后遗症　疾病的后遗症会造成患者家庭和社会的负担，如心肌梗死、脑卒中等疾病患者，出院后仍需加强护理的，应优先访视和安排具体的家庭护理。

（4）卫生资源的控制　对于预约健康筛查未能如期进行的患者，如糖尿病、高血压患者，病情的控制不良对其今后的生活质量会产生很大影响，此类患者应优先访视。

确定访视顺序总的原则是：优先考虑有严重健康问题的家庭，其次考虑易产生后遗症和不能充分利用卫生资源的家庭。以群体为先，个体为后；以传染性疾病为先，非传染性疾病为后；以急性病为先，慢性病为后；生活贫困、教育程度低者为先；有时间限制的为先。必要时，可视情况调整。例如，根据访视对象的安全情况和希望访视的时间、社区护士的交通情况等调整访视顺序。

2. 确定访视目的和目标　社区护士在家庭访视前，必须先确定访视的目的、目标，再制订实际访视中的具体程序。此外，对整个家庭做连续性的管理时，其管理目标也要列出具体的要求，当经过一段时间的管理后，便可根据目标评价管理效果。

3. 联系访视家庭　可通过电话与被访视家庭联系，约定访视时间，核实访视地址、路径，并简要了解服务对象的状态。

4. 访视物品准备　一般来说，社区护士在进行家庭访视时需携带护理包，包内应备有体温计、压舌板、纱布、注射器及针头等基本用物。在此基础上，根据访视对象情况增加相应物品。例如，访视有婴儿的家庭时，需要另外准备体重秤、布包、有关母乳喂养和预防接种的材料；携带手电筒、出声音的小盒子和红球以测查婴儿的行为能力和神经功能。访视中，应尽可能利用家庭中的物品，例如体温表、冷热敷所需物品、物理消毒用品等。

5. 安排访视路线　一般情况下，访视最好根据交通路线由远而近或由近而远安排，以节约时间。将问题较严重、易受感染者或有时间性的访视对象尽量安排在先。同一次访视多个家庭时，最好将有传染病患者家庭安排在最后，以避免访视护士将病菌带到其他的访视对象家中，引起交叉感染。此外，访视出发前应填写访视路线单，一式两份，一份留在办公室，以备紧急联络时使用，另一份由访视者随身携带，以便掌握访视路线。

（二）访视中的工作

访视分初次访视和连续性访视。初次访视的主要目的是建立关系，获取基本资料，确定被访家庭主要的健康问题。连续性访视是对上次访视计划进行评价和修订后，制订下次访视计划并按新计划进行护理和指导，同时不断收集资料，为以后的访视提供充分的依据。以下是访视中进行的具体工作。

1. 告知目的　与家庭成员进行交谈，可先讨论一些轻松的话题，使访视对象放松，然后再谈论访视的目的。初次访视时，社区护士要先做自我介绍，再确认访视对象住址和姓名。

2. 评估　包括个人资料、家庭资料和环境的评估，以及对资源设备、知识水平、社区资源的评估等。目的是掌握现存的健康问题或上次访视后的变化情况。

3. 计划　根据评估结果与访视家庭共同制订或调整护理计划。

4. 干预　实施护理干预，进行健康教育或护理操作。护理操作过程中，注意防止交叉感染，严格执行无菌技术操作原则和消毒隔离制度。

5. 记录　整理用物，洗手后简要记录收集到的主、客观资料以及提供的护理服务和指导内容。记录应简明扼要，突出重点。切勿因记录而忽略了访视对象的谈话。

6. 结束访视 结束访视时，应与访视对象一起总结本次访视情况，共同决定是否需要下次访视。如果需要，则与访视对象初步预约下次访视的时间和内容，同时，留下访视者的相关信息，如联系电话、工作单位等，以便随时联系。

访视的目的不同，访视的时间长短和重点也不一样。一般情况下，每次家庭访视的持续时间以 20 分钟至 1 小时为宜，最好选择在家庭全体成员都在家的时候进行。

（三）访视后的工作

1. 消毒及物品的补充 访视回来后，必须整理和补充访视包内的物品。

2. 记录和总结 整理和补充家庭访视记录，包括护理对象的反应、检查结果、现存的健康问题等，最好建立资料库或记录系统，完善家庭健康档案和病历。

3. 修改护理计划 根据访视的情况，修改并完善护理计划。如访视对象的健康问题已解决，即可停止家庭访视。

4. 与其他相关的健康工作人员交流服务对象的情况 交流形式包括个案讨论、汇报等。当现有资源不能满足服务对象的需求或问题超出社区护士的职责范围时，应为服务对象做转诊安排。

三、 家庭访视艺术

（一）家庭访视的要求

1. 着装 穿着适合社区护士职业身份的服装，注意整洁、协调，便于工作。

2. 态度 大方、合乎礼节，具有亲和力，能表现对访视家庭的关心和尊重。

3. 尊重 尊重访视对象及其家庭的交流方式、文化背景、社会经历等，不要让家庭有被检查的感觉，要保守访视家庭的秘密，要与访视对象共同制订、实施和评价家庭干预计划，确保决策的自主性。

4. 保持界线 社区护士应注意避免个人的态度和价值观等对访视对象自主决策的影响，要与访视对象保持一定的界线，以免影响评估资料的客观性。

5. 掌握技巧 利用人际沟通技巧，获得护理对象的信任，更好地收集主观资料，在操作的同时也要注意进行相应的观察和测量，收集客观资料，同时进行指导和咨询。

6. 灵活机动 家庭访视过程中，社区护士应根据收集的资料，因地制宜，做出判断，适当修改计划。可利用家庭和社会的资源建立相应的对策。

7. 服务收费 护患双方要明确收费项目与免费项目，一般情况下，家庭访视人员不应直接参与收费。访视护士不应接受家庭馈赠的礼品或礼金等。

8. 签订协议 当访视家庭确定后，社区卫生服务机构应与被访家庭签订家庭访视协议，确认家庭是否同意被访、访视的方式、访视的内容和时间、双方的责任与义务等，以利于社区护理工作的管理及家访工作的顺利开展。家庭访视协议是一种互动合作的形式，可以鼓励家庭成员参与，促进家庭成员共同努力，提高家庭功能。协议包括问题、目标、计划、责任、期限、措施及评价等内容。

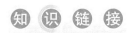

家庭医生签约服务

家庭医生签约服务是以家庭医生为核心，以家庭医生服务团队为支撑，通过签约的方式，促使具备家庭医生条件的全科（临床）医生与签约家庭建立起一种长期、稳定的服务关系，以便对签约家庭的健康进行全过程的维护，为签约家庭和个人提供安全、方便、有效、连续、经济的基本医疗服务和基本公共卫生服务。

（二）家庭访视的安全管理

家庭访视中，护士可能会遇到一些有敌意、发怒、情绪反复无常的服务对象，或陌生的、难于掌控的环境，应注意做好自我的安全管理。

1. 访视前　应与家庭取得电话联系，询问清楚地址、方向及如何到达；穿着合适、得体的制服和舒适的鞋子，不佩带贵重的首饰；随身带身份证、工作证、通信工具及少量零用钱；与社区卫生服务机构其他人员共同准备行程，以便他人了解家庭访视计划；在感觉不安全时，可暂不进行家庭访视；访视单身异性家庭或其他特殊情况家庭时，应有陪同人员同行。

2. 访视时　避免单独去一些偏僻的场所或偏远的地方；如果在访视家庭中遇到一些不安全因素，如打架、酗酒、持有武器、吸毒等，可立即离开；如果发现访视家庭中有成员可能有危险或受伤，应立即报警或通知急救中心；访视包应放在护士的视野内；在计划的时间内进行访视。

（三）与访视对象沟通的技巧

1. 说话技巧　注意语调、语速；语言要生动形象，富有感染力，通俗易懂，简短明了；对一些比较重要或比较难理解的概念要适当重复；注意双向交流，鼓励讨论和提问，鼓励提出个人的观点。

2. 问话技巧　注意提问时机和间隔，鼓励对方深入交谈，避免诱导或暗示对方。

3. 听话技巧　要专心倾听，勿轻易打断对方的叙述；在倾听的时候要恰当地引导、及时回应；在对方叙述结束时，可进行简单的小结，以确认对方叙述的主要问题。

4. 反馈技巧　对访视对象正确的、积极的想法和良好的行为要有积极的反馈；对一些痛苦不安的事情要有同情等消极的反馈；对一些不便立刻判断的观点应了解清楚后再做评价。

5. 观察技巧　在交流的过程中要注意观察对方的表情、动作等，以评价交谈内容的真伪、是否掌握所传递的信息等。

项目四　居家护理

案例导入

黄某，男，55岁。多饮、多尿伴体重下降1个月前来就诊，查尿糖（+++～++++），空腹血糖14.1mmol/L，诊断为2型糖尿病。经过一个月饮食控制和磺脲类降糖药规范治疗，空腹血糖降为10.8mmol/L，转入居家护理中心。黄先生无糖尿病家族史，在政府部门工作，平日喜欢甜食、动物性脂肪多的饮食，近日睡眠不规律、烦躁易怒，平时不爱运动，无烟酒嗜好，家庭关系融洽，经济状况和家庭支持系统良好。

问题：

请为黄某制订一个适宜的居家护理计划。

居家护理（home care）是出院以后有照护需求的个案及其家庭，能在自己的居家环境中，获得定期性的专业健康指导的健康服务形式。它是适应大众需求的一种主要的社区护理工作方式，是住院服务的院外补充形式。

一、概述

（一）定义

居家护理起源于美国，1893年莉莲·伍德开始以公共卫生护士的身份在纽约市照顾在家的穷困患者。1976年，美国护理联盟（NLN）将居家护理定义为：对生病、失能及损伤的人能在他们居住的地方，接受多种专科性健康护理。目的在于维护健康，促进康复或减少因疾病所致的后遗症或残障。在我国，居家护理多数是以家庭病床的形式进行。居家护理是在有医嘱的前提下，社区护士直接到患者家中，应用护理程序，向社区中有疾病的个人，即出院后的患者或长期家庭疗养的慢性病患者、残障者、精神障碍者，提供连续的、系统的基本医疗护理服务。

（二）目的

1. 患者及家庭方面

（1）提供持续性医疗照护，使患者在出院后仍能获得完整的照护。

（2）降低出院患者的再住院率及急诊的求诊频率。

（3）鼓励学习自我照顾，增进家属照顾患者的意识、知识与技能，提高患者的生活质量。

（4）减少并发症出现，延缓疾病恶化，降低复发率，减少患者家属往返医院奔波之苦。

（5）减少家庭的经济负担。

2. 护理专业和医疗机构方面

（1）扩展护理专业领域，促进护理专业的发展。

（2）缩短患者住院天数，增加病床的利用率。

（三）服务对象

1. 在家疗养的慢性病患者　如高血压、糖尿病、冠心病、肺气肿、慢性肾功能衰竭、痛风、骨和关节病变需要牵引和卧床者等。

2. 出院后病情已稳定但还需要继续治疗或康复的患者　如术后患者、脑卒中患者等。

3. 生活在家庭中的重症晚期患者　如癌症晚期不希望住院，而在家中进行化疗和缓解疼痛等支持疗法的患者。

4. 残疾人　需要康复护理的残疾人，如高位截瘫的人、先天畸形或后天伤病造成的功能障碍或残疾者。

（四）特点

居家护理是在患者安全而熟悉的社会心理环境里，提供从医院到家庭连续性的专业健康指导和服务，具有地理位置接近和病情熟悉以及心理上亲密的特点，有助于帮助患者恢复身心健康，有助于减轻患者的经济负担和家庭压力。另外，居家护理以个案管理的方式提供服务，即由居家护理人员提供个案所需的各项保健照顾服务，并负责长期照顾系统的工作，可以减少社区卫生服务机构的风险与成本。

（五）等级

1. 一级　没有明显的疾病或残障，无专业家庭护理需求；或有轻微的疾病或残障，家庭照顾者有能力满足患者的护理需求，无专业家庭护理需求。

2. 二级　有轻微的疾病或残障；家庭照顾者在医护人员指导下，能协助完成部分专业家庭护理项目；仅需要教育指导类或辅助监测类项目。

3. 三级　有一种及以上的疾病或残障，需要一般治疗性护理项目，但未涉及特殊治疗性家庭护理服务。

4. 四级　有一种及以上的疾病或残障，需要特殊治疗性家庭护理服务。

5. 五级　健康状况极差，病情不稳定，需要住院治疗。

二、 居家护理的形式

（一）家庭病床

家庭病床（family wards）是由社区卫生服务机构派出医务人员，以家庭作为护理场所，选择适宜的家庭环境下进行医疗或康复的病种，让患者在熟悉的环境中接受医疗与护理，既有利于促进患者的康复，又可减轻家庭经济和人力的负担。家庭病床服务应遵循方便、经济和高效的原则，以老年医学、康复医学、心理行为医学、保健医学和营养学为理论指导，为患者提供集医疗、保健、康复、健康教育和促进以及预防为一体的综合、连续性的服务。

1. 家庭病床的机构设置　目前家庭病床的机构设置在综合医院的较多，一般在综合医院负责的地段内建立家庭病床。近年来出现了设置在社区卫生服务机构的家庭病床，并有逐渐增多的趋势。

2. 家庭病床的类型及服务对象　家庭病床可分为医疗型、康复型和综合型。

（1）医疗型　以收治老年性疾病、慢性病、常见病、多发病和中晚期肿瘤等病种为主体的类型。具体为：①诊断明确或基本明确，病情稳定的非危重症患者，住院困难且需连续观察治疗的患者；②需长时间治疗，医院无收治条件的、病情允许在家庭治疗的患者；③年老体残、行动不便、到医院连续就诊困难的患者；④需予以支持治疗以减轻痛苦的中、晚期肿瘤患者；⑤经住院（含二、三级医院）治疗后病情稳定，出院后仍继续观察治疗的患者；⑥除传染病以外的其他适合在家治疗、护理的患者。

（2）康复型　心脑血管疾病等的康复期，可能已经遗留后遗症（功能障碍或残疾），根据病情需要进行以社区康复治疗为主的患者。

（3）综合型　以诊断明确、治疗方案单一、长期卧床、适宜家庭治疗的慢性疾病患者为主要对象。根据病情制订护理计划，开展心理卫生、营养膳食、功能锻炼、疾病防治、家庭医学保健知识指导，培训家属掌握必要的护理知识，做好家庭生活护理，预防和减少并发症的发生。

3. 家庭病床的工作流程与要求

（1）建立家庭病床　①建床对象为居住在基层医疗卫生机构管辖区域内且符合家庭病床建床条件的居民。患者（或家属）提出建床申请，填写家庭病床申请表。基层医疗卫生机构根据收治条件、患者情况以及本机构服务能力确定是否建床。对确定予以建床的，应确定签约的责任医师和护士。②责任医师或护士详细告知患者（或家属）建床手续、服务内容、患者及家属责任、查床及诊疗基本方案、收费和可能发生意外情况等注意事项，给予家庭病床建床告知书。责任医师或护士指导患者（或家属）按规定办理建床手续，签订家庭病床服务协议书。③责任医生、护士完整填写相关信息，认真书写社区家庭病床病历和护理病历。

（2）家庭病床查床　①首次访视时应对建立了家庭病床的患者进行生命体征的测量，详细询问病情，分析患者的心理状态、饮食情况、经济条件、家庭卫生环境等因素，对患者进行疾病的治疗及护理评估；②责任医生根据家庭病床的类型，制订查床计划，每周查床1~2次，病情变化应随时查床，并及时书写查床记录；③对新建家庭病床患者，上级医师在7天内完成查床。责任医生、护士参加上级医师查床，查床前准备好病历、相关检查报告及所需检查器材等，简要报告病历，上级医师对治疗方案及医疗文书书写质量提出的指导意见，责任医生要记入病程，并经上级医师签字确认；④责任护士根据患者病情及医嘱，制订巡视计划；⑤责任护士在执行医嘱时，应严格遵守各项护理常规和操作规范，执行查对制度，避免差错发生；⑥责任护士应指导家属进行生活护理，如防压疮、口腔护理等，配合家属做好患者的心理护理；⑦护士长应定期进行护理查房，检查护理质量和医源性感染控制情况，研究解决护理问题。

（3）会诊与转诊　①家庭病床患者出现病情变化，责任医生应及时出诊，必要时请上级医生会诊并详细记录；②由于技术和设备条件限制，需要进一步诊疗的患者应及时转诊；③患者病情加重，要及时通知家属转诊，如拒绝转诊，需在病历上记录并要求家属签字。

（4）家庭病床撤床　①家庭病床患者经治疗后病情稳定，责任医生应开具家庭病床撤床证，办理撤床手续；②责任医生、护士应书写撤床小结并向患者或家属交待注意事项、进行健康指导；③患者或家属要求提前撤床的，经患者或家属签字后办理撤床手续，并记录在撤床小结中；④撤床后的家庭病床病历，归入健康档案一并保管。

（二）家庭护理服务中心

家庭护理服务中心（family nursing care center）是对家庭中需要护理服务的人提供护理的机构。目前，我国已初步开展，在一些发达国家已有这种机构，美国称之为家庭服务中心，日本又把它称为访问护理中心。发达国家正积极推广和利用这种方式，未来将是居家护理的发展方向。

1. 机构设置　家庭护理服务中心由社会财团、医院或者民间组织等设置，其经费独立核算，经费来源主要是护理保险机构，少部分由服务对象承担。

2. 工作人员　其工作人员固定，由主任1名，副主任1名，医师1~2名，社区护士数十名，护理员和家政服务员数十名，康复医师数名，心理咨询师1名，营养师1名组成。中心的主任和副主任多数是由社区护士担任，也有的地方由医师担任。

3. 服务方式　对中心的服务利用，首先由利用者到服务中心申请，服务中心接到申请后，由社区护士到申请者家中访视，进行评估。评估内容包括需要进行哪些护理，是否需要医师的诊查，家庭环境情况如何，是否需要改建患者的生活环境，是否需要社区市政的帮助，是否需要康复医师的服务，是否需要心理咨询师的介入，是否需要护理员进行生活护理，是否需要家政服务员等。

三、 居家护理的程序

（一）居家护理评估

居家护理评估一般从建立家庭病床或得到居家护理中心批准的服务时开始，并在实施护理的过程中不断完善。评估内容包括病史、日常生活情况及心理社会史、家庭环境情况、社会经济情况、所在社区的资源使用情况、患者及家属对疾病和居家护理的认识等；评估方法包括与患者、家属、亲友、其他医务人员及居家服务人员交谈，查阅患者的医疗护理记录、体检及其他仪器或实验室检查的结果等。

（二）健康问题排序

居家患者的健康问题可能是现存的、也可能是潜在的。可以从以下几个方面考虑解决健康问题的优先顺序：患者本人感到最困难、最需要援助的问题；家庭中感到最困难的问题；患者和家属观点有差异的问题；从护理专业角度考虑到的护理问题；护士提供的护理与家属和本人需要相一致的问题。

（三）居家护理计划

计划要建立在充分评估的基础上，要符合患者及家属的意愿、需要、风俗习惯及兴趣；鼓励患者及家属参与，使护士与居家患者、家属及相关人员密切配合，以确保护理计划的实施。

（四）居家护理干预

保持良好的体位及防止压疮；增进患者的心理健康；促进患者的营养；对生活自理有障碍者，鼓励和锻炼其自立；对畸形和残障的患者应实施功能康复训练；对患者进行健康教育；进行家庭环境适应性改变的指导；根据居家患者的病情及家庭经济能力指导医疗护理器械的使用；介绍发生紧急情况时的处理方法；建立完善的居家护理记录及档案等。同时应注意不同类型患者居家护理的重点也有所不同。例如，慢性病和出院后需要恢复的患者，其居家护理的重点是预防和减少身体残疾的发生，维持机体或器官的功能，促进患者保持正常生活及社会功能。

（五）居家护理评价

1. 随时评价　每次进行居家护理时的评价。重点是测量日常护理活动和功能，强调及时收集和分析资料，可随时发现问题，及时修改护理计划，不断完善护理活动。

2. 定期随访性评价　每隔1～2个月对接受居家护理的患者进行一次全面的评估，以评价每个患者接受居家护理后有无改善。评价内容包括主观资料，如患者的主诉、自理能力及日常生活能力等；客观资料，如患者的生命体征、机体的功能状态、实验室检查报告等。

3. 年度总结性评价　对长期接受居家护理的患者，每年至少进行一次回顾性总结评价。评价内容包括患者病情的总结性评价、患者身心的全面回顾与总结，以及一些其他情况，如是否需要转诊服务或者连续性的居家护理服务等的总结评价。

考纲摘要

1. 核心家庭由一对夫妻和未婚子女构成，是现代社会的主要家庭类型。

2. 家庭具有情感功能、社会化功能、生殖功能、经济功能、健康照顾功能。

3. 家庭访视分为预防性、评估性、连续照顾性和急诊性访视。

4. 家庭访视应以群体为先，个体为后；以传染性疾病为先，非传染性疾病为后；以急性病为先，慢性病为后；生活贫困、教育程度低者为先；有时间限制的为先。

5. 每次家庭访视的时间以 20 分钟至 1 小时为宜。

6. 我国居家护理多以家庭病床的形式进行。

复习思考

一、单选题

1. 小明，男，7 岁，与爸爸、妈妈、奶奶和未婚的小姑一起居住。小明所在的家庭类型是（　　）

    A. 核心家庭　　　　　　　　　　B. 主干家庭

    C. 联合家庭　　　　　　　　　　D. 单亲家庭

    E. 丁克家庭

2. 某家庭由夫妇二人和 14 岁的女儿组成。按照 Duvall 的家庭周期划分，该家庭所处的发展阶段为（　　）

    A. 有学龄前儿童家庭　　　　　　B. 有学龄期儿童家庭

    C. 有青少年家庭　　　　　　　　D. 有年轻人家庭

    E. 中年期家庭

3. 关于家系图正确的陈述是（　　）

    A. 包括整个家庭的构成及结构　　B. 可以了解各个家庭间的相互关系

    C. 可以了解家庭的功能和结构　　D. 体现了家庭的内、外资源

    E. 用于理解家庭成员之间的亲密关系及相互关系

4. 同一天进行家庭访视时，下列访视对象应排在首位的是（　　）

A. 老年糖尿病患者   B. 新生儿

C. 传染病患者   D. 独居老人

E. 残疾者

5. 关于居家护理，描述错误的是（   ）

A. 在熟悉的家庭环境中休养，有家人陪伴

B. 可使患者的自理能力降低

C. 既可维持家庭功能又可维持生活质量

D. 可减少住院费用，减轻家庭经济负担

E. 避免久留医院造成交叉感染的机会

二、论述题

1. 简述空巢期家庭的主要发展任务及社区护理保健要点。

2. 高某，男，73 岁，80kg。15 年前因脑出血生活完全不能自理，被动体位，丧失语言功能，鼻饲，呈植物人状态。主要由老伴王某（女，66 岁，农民）护理，与儿子、儿媳同住。1 周前王某将丈夫扶以坐位 5 小时，未更换体位，次日发现其骶尾部出现鸡蛋大小的压疮，已破溃，近日有扩大趋势，疮面有脓性渗出。王某自述，每日早、中、晚为高某翻身 3 次，儿子经常不在家，儿媳根本翻不动身，只有自己有力气帮其翻身，压疮的出现让其苦恼不已，并对压疮的发展表示无能为力。

问题：

（1）该家庭存在哪些健康问题？

（2）请为该家庭制订合理的护理计划。

3. 刘某，女，52 岁，前来社区卫生服务站寻求帮助。主诉："丈夫王某，55 岁，2 年前确诊为重症肌无力，目前，日常生活完全依赖他人照顾，最近丈夫夜间痰量增多，出现咳痰困难，护理负担加重，超出承受范围，希望护士援助。"

问题：

（1）社区护士进行家庭访视前最应当做的事情是什么？

（2）第一次访视最需要收集的资料是什么？

（3）护士进行家庭访视两个月后，患者病情继续加重，全科医师决定将其转诊至上级医院治疗。此时，社区护士应当做什么？

扫一扫，知答案

模块六

社区重点人群保健

【学习目标】

1. 掌握儿童生长发育的规律；社区妇女、儿童、老年人保健需求与指导。

2. 熟悉社区妇女、儿童、老年人健康管理的内容。

3. 了解社区妇女、儿童、老年人的生理心理特点和保健的意义。

社区重点人群是指具有特殊的生理、心理特点或处于一定的特殊环境中，容易受到各种有害因素作用而影响健康的人群。儿童、妇女、老年人均属于此类人群。对这些人群提供保健与护理是社区护理的重要任务之一。社区护士应根据他们存在的健康问题和健康需求，有计划、有目的、系统地为他们提供预防保健、健康教育、咨询指导、体格检查等服务，达到治疗和预防疾病、促进健康、提高社区居民整体健康水平的目的。

项目一　社区妇女保健

扫一扫，看课件

📖 **案例导入**

刘某，女，27 岁，初产妇，妊娠满 29 周，精神状态良好，营养良好，体重增长稍快，产前检查提示胎儿发育正常。

问题：

(1) 刘某应多长时间进行 1 次产前检查？

(2) 社区护士应进行哪些保健指导？

妇女肩负着建设国家和孕育后代的重要任务，她们身心的健康关系着民族的兴衰和子孙后代的素质。开展社区妇女保健工作，可满足我国卫生保健事业的基本要求。社区护士应根据各年龄阶段妇女的身心特点，运用现代医疗护理知识和技术，为妇女经常性地提供预防保健指导和护理服务。

一、概述

社区妇女保健是社区卫生服务的重要组成部分。社区护士需有组织地开展贯穿妇女青春期、围婚期、妊娠期、产褥期、围绝经期的各项保健工作，以控制妇女一生中不同时期疾病的发生率，降低孕产妇死亡率和围生儿死亡率，提高妇女的整体健康水平。

（一）社区妇女保健的定义

社区妇女保健（community women health）是以维护和促进妇女健康为目的，以预防为主，以保健为中心，以基层为重点，以社区妇女为对象，防治结合，开展以生殖健康为核心的保健工作。

（二）社区妇女保健工作内容

1. 妇女各时期的保健工作。

2. 实行孕产妇系统管理，提高围生期保健质量。

3. 计划生育指导。

4. 常见妇科疾病和恶性肿瘤的普查、防治。

5. 贯彻落实妇女劳动保健制度。

二、妇女特殊时期保健

（一）围婚期保健

围婚期是指女性从确定婚姻对象到婚后受孕前的一段时期。围婚期保健的目的是提高婚配男女的婚姻保健意识，通过接受系统的生殖生育知识指导，以保障婚配双方及其下一代的健康。

1. 围婚期妇女的身心特点　此期女性，生殖系统已发育成熟，月经规律并有周期性排卵，各项身体指标均处于巅峰状态。婚前要经历择偶、恋爱和结婚的过程，婚后要承担婚姻和家庭的责任，生活模式会发生很大的改变。

2. 围婚期妇女常见的健康问题

（1）婚姻保健知识缺乏　系统的婚姻保健知识是幸福婚姻生活的保障。随着法定婚前体检的取消，初次性行为年龄的提前，人们的婚前保健意识日趋淡漠，对婚姻的保健知识变得缺乏。

（2）生育健康知识缺乏　学校教育对生育知识普及的不足，加上传统文化观念的影响，妇女对生育保健知识的获取被动、有限。

3. 围婚期妇女保健指导

（1）配偶选择　婚姻不仅是两人的结合，而且要孕育新的生命。优生始于择偶，择偶不仅要有感情基础，还要有科学的态度，要考虑遗传、健康及其他因素的影响，要相互了解彼此的健康状况。凡有遗传性精神病、家族或近亲中有严重的遗传病或携带遗传致病基因者，应根据情况决定是否结婚和生育；凡患有急性肝炎、肾炎、性病、活动性肺结核、心脏病者，在治愈前不宜结婚和生育；直系血亲和三代以内的旁系血亲之间应禁止结婚。

（2）适宜的婚育年龄　女性的生殖器官一般在 20 岁以后才发育成熟，骨骼的发育成熟要到 23 岁左右。女性的生育年龄以 21～29 岁为佳，男性生育年龄以 23～30 岁为好。

（3）婚前医学检查　通过婚前医学检查，不但可以了解男女双方目前的健康状况，确定有无影响结婚和生育的疾病，介绍生殖系统解剖，指导性生理卫生和新婚避孕的方法，还可以向接受婚检者提出结婚、生育应注意的医学建议，防止遗传性疾病在后代中延续，以提高人口素质。

（4）适宜的受孕时机　青年夫妇结婚后 2～3 年生育，有利于夫妇的健康、学习与工作，在经济与精力上不至于过分紧张，使个人和家庭在婚后有缓冲的时间。在受孕之前，要注意双方的身体和心理是否处于良好状态，避免接触有害物质和服用对胎儿不利的药物。

（5）计划生育　计划生育是指用科学的方法，有计划的生育子女，提高人口素质。社区护士应掌握计划生育的相关知识，在社区内采用多种形式进行宣传教育，指导妇女科学避孕。常用的避孕方法有工具避孕法、药物避孕法、安全期避孕法等。对于决定生育的妇女不宜采用药物避孕法。

（二）妊娠期保健

妊娠期又称孕期，是指受精卵从形成到胎儿及其附属物自母体排出的一段时间，一般分为三个阶段：即妊娠早期是指从受精卵形成到妊娠 12 周末，妊娠中期是指从妊娠 13 周～27 周末，妊娠晚期是指从妊娠 28 周到胎儿娩出。

1. 妊娠期妇女的身心特点　女性在妊娠期，雌、孕激素水平增高，子宫体积逐渐增大，血流量增加；卵巢不再排卵；阴道黏膜皱襞增多，阴道分泌物增多、pH 值降低。乳房组织发育、增大。血容量增加，心、肺、肾、肝等负荷加重。体重增加早期较慢，中晚期明显。心理上会经历"焦虑–接受–焦虑"的变化过程。

2. 妊娠期妇女常见的健康问题

（1）妊娠早期　①早孕反应：多数妇女会出现头晕、乏力、嗜睡、喜食酸味，或恶心、呕吐、食欲不振等症状；②胎儿畸形或流产的可能：妊娠早期的感染、用药、不良的生活方式和生活环境等，都可能导致胎儿畸形或流产；③焦虑：妊娠早期，孕妇常有矛盾、不确定感，加上早孕反应所致的身体不适，容易出现焦虑不安的情绪反应。

（2）妊娠中期　①营养摄入过剩或不足：妊娠中期，随早孕反应的消失和胎儿生长发育对营养物质需求的增加，孕妇食欲明显增加，如果缺乏科学的营养指导，容易出现营养补充不当或偏食而影响胎儿的正常发育；②乳房护理知识缺乏：此期进行必要的乳房护理，可以为母乳喂养创造有利的条件，特别是乳头扁平、乳头凹陷的妇女，应尽早采取干预措施，纠正乳头问题；③胎教知识缺乏：在妊娠中期进行科学的胎教，将有益于胎儿生长发育。

（3）妊娠晚期　①分娩知识需求增加：随着分娩期的临近，孕妇对分娩过程开始关心，对分娩疼痛和母子平安变得担忧。加强临产先兆知识和分娩过程的宣教，将有助于孕妇缓解紧张、恐惧的情绪，促进临产及时就诊。②水肿及下肢静脉曲张：因增大的子宫压迫下腔静脉，导致静脉回流受阻所致。水肿不但影响孕妇的行动，也增加了感染的机会。③妊娠晚期常见并发症：前置胎盘和胎盘早剥是妊娠晚期严重的并发症，也是导致大出血的主要原因，经产妇、多次人工流产者易发生前置胎盘，慢性高血压、慢性肾炎、腹部受外伤、妊娠晚期长时间仰卧位者易发生胎盘早剥。

3. **妊娠期妇女保健指导**　加强孕期检查和指导，可预防和减少妊娠期并发症，确保孕妇和胎儿的健康与安全。

（1）产前检查　①初查：在怀孕第 13 周前为孕妇建立《母子健康手册》，并进行第 1 次产前检查。通过询问既往史、家族史、个人史，观察体态、精神状态，进行一般体检、妇科检查和血常规、尿常规、血型、肝功能、肾功能、乙型肝炎等实验室检查，有条件时进行血糖、阴道分泌物、梅毒血清学试验、HIV 抗体检测，评估孕妇健康状况。②复查：在怀孕第 16 ~ 20 周、21 ~ 24 周、28 ~ 36 周、37 ~ 40 周各进行 1 次。通过询问、观察、一般体格检查、产科检查、实验室检查对孕妇健康和胎儿的生长发育状况进行评估，识别需要做产前诊断和需要转诊的高危重点孕妇。

（2）营养指导　原则是营养应全面，合理搭配膳食。妊娠早期注意补充优质蛋白，补充富含矿物质、维生素的食物，少量多餐，排除一些不良饮食习惯；妊娠中期补充含铁丰富的食物，防止贫血；妊娠晚期对于体重增长过多的孕妇，要注意控制营养的摄入。孕妇营养素需求，见表 6-1。

表 6-1　孕妇膳食营养素参考表

摄入物	需求量	推荐食物及注意事项
热量	约 2300kcal/d。增加量 200kcal/d	碳水化合物占 65%、脂肪占 20% ~25%、蛋白质占 15%
蛋白质	总量约 900g。增加量为早期 5g/d、中期 10g/d、晚期 15g/d	多补充优质蛋白质

续表

摄入物		需求量	推荐食物及注意事项
矿物质	铁	中期为25mg/d、晚期为35mg/d	动物肝脏、血、瘦肉、蛋黄、豆类、贝类及各种绿叶菜 铁在酸性环境中易吸收，补铁时可用果汁送服
	钙	早期800mg/d、中期1000mg/d、晚期1200mg/d	注意补充维生素D，牛奶、肉类、豆类、海产品等含钙高的食物
	磷		牛奶、肉类、豆类、海产品等含磷高的食物
	碘	200mg/d	
维生素	A	早期800mg/d、中晚期900mg/d	肝脏、肾脏、蛋黄等含丰富维生素A的食物
	C	130mg/d	广泛存在于新鲜蔬菜和水果中
	B	其中叶酸为600ug/d	谷类、动物肝脏、干果、绿叶菜、牛奶、肉、鱼、家禽、黄豆
	D	10ug/d	多晒太阳，多食用牛奶、蛋黄及肝脏等维生素D含量高的食物

（3）卫生指导　孕妇应勤洗澡、勤换衣，禁止盆浴。衣服宜宽松、柔软、舒适、方便活动、透气性好，不穿紧身衣，不束胸，腰带不宜过紧，不穿高跟鞋。

（4）劳动与休息　健康的孕妇可以从事一般的日常工作和家务劳动，但应避免强体力劳动和接触有害工种。保证每日睡眠8～9小时，午休1～2小时，睡眠时取左侧卧位。

（5）乳房护理　妊娠20周开始进行乳房护理，以备哺乳。可每日用中性肥皂水擦洗乳头，以增加乳头皮肤的厚度和耐磨力。乳头凹陷者可用手指将乳头拉出，并轻轻地按摩乳头。

（6）避免影响胎儿发育的因素　孕妇不能吸烟、饮酒，应避免被动吸烟，避免接触铅、汞、放射线等有害物质。

（7）用药指导　一些药物可通过胎盘到达胎儿体内，造成胎儿畸形或胚胎停止发育，因此，妊娠期用药要十分谨慎。孕妇既不可随意自行用药，又要正确认识治疗性用药的意义。

（8）性生活指导　妊娠12周内、28周以后应尽量避免性生活。

（9）产前筛查和产前诊断指导　产前筛查是对妊娠期妇女进行的一系列医疗护理检查和建议。目前主要针对三种发病率较高的先天性缺陷进行筛查，即先天愚型（又称唐氏综合征）、18-三体综合征和开放型神经管缺陷。妊娠早期筛查最佳时间是妊娠10～12周，妊娠中期是妊娠16～19周。对35岁以上的高龄孕妇、产前筛查后的高危人群、曾生育过染色体病患儿的孕妇、产前检查怀疑胎儿患染色体病的孕妇、夫妇一方为染色体异常携带者、孕妇可能为某种X连锁遗传病基因携带者、曾有不良孕产史者或特殊致畸因子接触史者，应做进一步产前诊断。产前诊断早孕绒毛采样检查宜在妊娠8～11周进行，羊水穿刺检查宜在妊娠16～21周进行，脐血管穿刺检查宜在妊娠18～24周进行。

（10）自我监测指导　①自测胎动：正常情况下，妊娠18～20周时，能感受到胎动，应指导孕妇每日早、中、晚进行监测。孕妇取左侧卧位，每次测 1 小时，将 3 次胎动计数相加再乘以 4 即得 12 小时胎动数，应不少于 10 次。胎动减少或胎动突然频繁者，应及时就诊。②听胎心音：妊娠 20 周时可听到胎心音，正常胎心音呈双音，如钟表的"滴答"声。正常胎心率比较快且强而有力，120～160 次/分。妊娠 24 周前胎心音多在脐下正中或偏左、偏右，24 周后多在胎儿背侧听得最清楚。备有胎心听诊仪的家庭，可每天监听胎心音并记录。③测量体重：孕妇应每周测体重，增长不应超过 0.5kg/周。体重增加过快，提示可能有水肿。④测量宫底高度及腹围：妊娠 20 周后，指导家属每周为孕妇测量宫底高度及腹围，若宫底高度或腹围 2～3 周未增加或增加过快，提示胎儿宫内发育迟缓或胎儿过大或羊水过多。⑤异常症状监测：孕妇如出现阴道流血、腹部持续疼痛，应及时就诊；妊娠晚期，若羊水突然流出，应让孕妇取左侧卧位抬高臀部，以避免脐带脱垂，并立即送往医院分娩。

（11）妊娠期并发症防治指导　确认孕妇是否为妊娠期高血压、糖尿病等高危人群，对于高危人群应重点管理，及时发现异常，及时给予指导，及时进行处理。

（12）胎教指导　胎教是根据胎儿各感觉器官发育的实际情况，有针对性地、积极主动地给予适当、合理的信息刺激，使胎儿建立起条件反射，进而促进其大脑功能、躯体运动功能、感觉功能和神经系统功能的成熟。常用的胎教方法有音乐胎教、自然胎教和对话胎教等，比如给胎儿讲故事、朗诵诗歌、哼唱小曲、身体抚摸，可使孕妇精神愉快、心情舒畅，让胎儿获得舒适的生长环境，感受到父母的关爱。

（13）常见不适的护理　①妊娠性恶心、呕吐：一般于妊娠 12 周左右自然消失，可给予清淡、富含营养、少油食品。②便秘：可多吃富含维生素和纤维素的蔬菜、水果，少吃高脂肪食物及甜食，多饮水，养成定时排便的习惯。③下肢水肿和静脉曲张：多见于妊娠末期，应避免久站、久坐，要多休息。休息时可抬高下肢，严重者卧床休息。④腰背痛：因妊娠期间关节韧带松弛、子宫增大、腰椎前凸，背伸肌群持续紧张所致。应注意休息，给予局部热敷或按摩。严重者可在医生指导下服用止痛药。⑤腓肠肌痉挛：常发生在妊娠后期，夜间多见。发作时，协助孕妇慢慢伸直痉挛的下肢，使足背伸，进行局部按摩或热敷，即可缓解。

（14）分娩准备　社区护理工作中极为重要的环节，包括分娩医院选择、产后居住环境准备和孕妇身心的准备。可以通过产前学校介绍相关知识，也可以组织社区的孕晚期妇女进行同伴学习，相互交流心得体会。社区护士应主动根据孕妇的需要，提供相关的信息，以协助孕妇做好分娩准备。

（三）产褥期保健

产褥期是指从胎盘娩出至产妇全身器官除乳腺外恢复正常或接近正常未孕状态所需的时间，一般为 6 周。

1. **产褥期妇女的身心特点**　胎盘娩出后，产妇的子宫逐渐缩小，产后 10 天即缩回骨盆。子宫蜕膜脱落，形成恶露经阴道排出，产后 3 周左右排干净。大量血液从子宫回流体循环，循环血容量增加，心脏负担加重，特别是产后 24 小时心脏负荷最重。膀胱黏膜水肿充血，肌张力降低。腹壁、盆底肌肉松弛。乳房开始泌乳。心理上，产妇要经历从妊娠分娩的不适、焦虑与疼痛，到产后接纳新成员、适应新角色的调适过程。

2. **产褥期妇女常见的健康问题**

（1）子宫复旧不良　妇女分娩后，若血性恶露持续两周以上，说明子宫复旧不良。如果恶露变为混浊，有臭味，量增多，持续时间长或伴有全身症状，提示有产褥感染。

（2）生活方式不健康　受传统观念影响，部分产妇对产褥期的生活方式缺乏科学认识，盲目遵从不健康的生活起居安排，如不敢开窗通风，不敢下床活动，不洗澡不梳头，饮食中不放盐，盲目进补等。

（3）母乳喂养知识缺乏　特别是初产妇，缺乏乳房护理知识及对新生儿的喂养知识，常导致乳汁分泌不足、乳房胀痛、乳头皲裂，甚至发生乳腺炎等。

（4）新生儿护理知识缺乏　多数初产妇缺乏照顾和哺喂新生儿的经验，缺乏对新生儿异常情况判断的相关知识。

（5）产妇心理适应不良　妇女产后一般要经过依赖期、依赖-独立期、独立期三个阶段的调整来完成其心理、角色的适应与转变。若来自家庭和专业人员的支持与帮助不足，产妇容易出现心理适应不良，严重时可发生产后抑郁。

3. **产褥期妇女保健指导**

（1）产后访视　社区护士应于产妇出院后 1 周内上门进行产后访视，访视内容包括：①观察子宫收缩和恶露情况；②观察腹部或会阴伤口的愈合情况；③了解产妇的精神、睡眠、饮食及大小便情况，观察产后生命体征的变化；④检查产妇的乳房和母乳喂养的情况；④进行新生儿检查；⑤督促产妇产后 42 天到医院做产后健康检查。

（2）生活起居指导　①居室环境：清洁整齐，安静舒适，室温控制在 22～24℃，湿度 55%～65%，经常通风换气，保持空气新鲜；②饮食指导：产妇宜进食易消化、富含蛋白质、营养丰富、多汤汁的食物，每日的汤水量应保证在 2500mL，以促进乳汁分泌；多吃新鲜蔬菜和水果，避免辛辣、刺激性饮食；③休息与活动：产妇应与新生儿同步休息，适当活动以加快子宫收缩和恶露排出，产后体操需循序渐进，避免重体力劳动或蹲位活动，防止子宫脱垂；④个人卫生：每天坚持梳洗、刷牙，勤换衣服及床单。每日冲洗外阴，选用消毒卫生巾，以预防感染。产后 4 周内禁止盆浴。

（3）母乳喂养指导　母乳是婴儿的最佳食品。母乳喂养不仅有利于婴儿的生长发育，也有利于母亲身体的恢复，还可增进母亲和婴儿之间的感情。目前主张按需哺乳。哺乳时，母亲应洗净双手，用清水擦洗乳房及乳头，取舒适的姿势，先挤出少量乳汁刺激婴儿吸吮，然后把乳头和大部分乳晕放入婴儿口中，并用手托住乳房，防止堵住婴儿鼻孔；两侧乳房应交替哺喂，让婴儿吸空一侧乳房，再用另一侧哺喂；每次哺乳时间从 3 ~ 5 分钟开始，逐渐延长到 15 ~ 20 分钟。哺乳结束，指压婴儿下巴取出乳头，用吸乳器吸空余乳，并在乳头和乳晕上涂抹少许乳汁，以防发生乳头皲裂和乳汁淤积性乳腺炎；将婴儿抱起轻拍背部 1 ~ 2 分钟，排出胃内空气，以防吐奶。

（4）心理指导　社区护士应根据产妇不同时期的心理特点与需求，为其提供针对性的心理支持与帮助，并通过产妇的丈夫和家人的关心支持，促进产妇适应母亲角色。依赖期：重点让产妇休息。依赖-独立期：重点提供新生儿喂养及护理知识，提高产妇照顾新生儿的能力和信心，培养亲子感情。独立期：指导产妇渐渐恢复日常生活，应对各种压力。

（5）计划生育指导　产褥期内禁止性生活，产褥期后应采用适当的避孕措施（哺乳妇女不宜选择药物避孕），以免发生哺乳期妊娠。

（6）产后复查指导　告知产妇产后 42 天时，应携带孩子一起去分娩的医院检查，评估母体恢复情况，了解婴儿生长发育的情况。

（四）围绝经期保健

围绝经期是妇女自生育期的规律月经过渡到绝经的阶段，包括从出现与卵巢功能下降有关内分泌、生物学和临床特征的改变起，到最后一次月经后的 1 年。因每个人的社会经济、健康状况、遗传特征、居住地区和婚育状况等不同，围绝经期出现的时间也有差异，一般发生在 45 ~ 55 岁。

1. 围绝经期妇女的身心特点　进入围绝经期后，女性的卵巢功能由活跃转入衰退状态，排卵变得不规律；雌激素分泌水平下降，自主神经功能紊乱，常出现情绪不稳定、注意力不集中、工作能力下降等性格和行为改变；泌尿生殖道萎缩，阴道干燥、皱襞变平、弹性减退、抵抗力下降。

2. 围绝经期妇女常见的健康问题

（1）月经紊乱，如出现月经周期不规则，月经量时多时少，持续时间长短不一。

（2）神经精神症状，如出现失眠、忧郁、多疑、焦虑、神经过敏、喜怒无常、情绪低落等。

（3）血管舒缩功能失调，如出现潮红、潮热、出汗、夜间盗汗等。

（4）易患泌尿生殖道感染性病变，如阴道炎、尿道炎、膀胱炎等。

（5）出现性交痛和骨质疏松。

3. 围绝经期妇女保健指导

（1）健康宣教　通过多途径健康宣教，使围绝经期妇女了解这一特殊时期的生理、心理特点，合理安排生活，加强营养，适度运动，并保持心情愉悦。指导其保持外阴部清洁，防止感染。

（2）健康检查和疾病普查　围绝经期妇女因生理功能减退和雌激素水平下降，容易发生一些疾病。每 1～2 年应进行 1 次妇科常见疾病和肿瘤的筛查，做到早发现、早治疗。

（3）疾病指导　为预防子宫脱垂和张力性尿失禁发生，鼓励并指导妇女进行缩肛运动，每日 2 次，每次 15 分钟。积极防治绝经前期月经失调；绝经后阴道流血者需到医院进行检查，明确诊断病因。

（4）用药指导　必要时，在医师的指导下应用激素替代疗法或补充钙剂等综合措施防治围绝经期综合征和骨质疏松。

（5）性生活指导　向夫妻双方介绍围绝经期的生理、心理变化过程，使妻子能得到丈夫的理解、关心、尊重和支持，促进夫妇间的情感交流；指导围绝经期性生活注意事项，以维持适当的性生活频度，维护家庭和谐幸福；指导避孕至停经 1 年以上，宫内节育器于绝经 1 年后取出。

项目二　社区儿童保健

扫一扫，看课件

案例导入

男孩，3 个月，家长带其到医院进行健康体检，体重 5.5kg，身长 57cm。

问题：

（1）该男孩属于生长发育的哪个时期？

（2）按计划免疫程序应接种哪些疫苗？接种疫苗时需注意什么？

儿童处于人体生成长发育的重要时期，是人群中最容易受到伤害的对象，他们的成长与健康关系着民族的未来和国家的兴衰。因此，社区护士应重点掌握儿童保健的相关知识和技能，积极防治各种儿童身心疾病，以促进儿童全面、健康的发展。

一、概述

（一）社区儿童保健的概念

社区儿童保健是指社区卫生服务人员根据儿童的生长发育特点，以满足其健康需求为目的，以解决社区儿童的健康问题为核心，为其所提供的系统化服务。

（二）儿童生长发育的特点

1. 连续性和阶段性　儿童的生长发育是一个连续的过程，但各项生长发育指标从胎儿期到青春期并非匀速增长，而是具有一定的阶段性。例如，身高在出生后前半年增长速度最快，尤其是前 3 个月，出现生长发育的第一个高峰，以后逐渐减慢，青春期再次加快，出现生长发育的第二个高峰。

2. 不平衡性　儿童各器官系统的发育快慢不一，各有先后。比如神经系统发育先快后慢，大脑在出生后 1 年内迅速发育；生殖系统先慢后快，到青春期才开始发育；淋巴系统则先快而后回缩；其他系统的发育与体格发育平行。

3. 顺序性　儿童的生长发育一般遵循由上到下、由近到远、由粗到细、由简单到复杂、由低级到高级的顺序。比如先抬头，后抬胸，再能坐、立、走；先抬肩、伸臂，再双手握物；先会控制腿的活动再会控制脚的活动；先会用全手抓握，再会用手指捏取；先会乱画，再会画直线；先是观察、感觉、认识事物，再能记忆、思维、分析和判断。

4. 个体差异性　虽然儿童生长发育有一定的自然规律，但是受到遗传、性别、环境、营养等因素的影响，也存在着较大的个体差异。因此，在衡量儿童发育情况时，必须考虑各因素的影响，尽可能进行连续动态的观察，才能做出正确的判断。

（三）社区儿童保健的任务

1. 建立健康档案　为每一位儿童建立健康档案，及时记录儿童的健康状况。内容包括儿童姓名、年龄、性别、出生后情况、生长发育状况、营养状况、社会心理状况、疾病情况、计划免疫情况和家庭情况等。通过对社区儿童生长发育和健康情况的调查，对资料进行分析和整理，找出危害社区儿童健康的主要因素，从而采取必要的预防措施，提高社区儿童的健康水平。

2. 定期健康检查　是指对社区内 0～6 岁的儿童按各年龄段保健需求进行健康检查，目的是系统地观察小儿生长发育和营养状况，以便早期发现健康问题并采取相应的干预措施，促进儿童的健康成长，减少疾病的发生。

（1）健康检查的时间　建议结合预防接种的时间。1 岁以内，要求在 1、3、6、8、12 月龄时各检查一次；1～3 岁每 6 个月检查 1 次；3～6 岁每年检查 1 次。

（2）健康检查的内容　包括体格测量、询问个人史和既往史、全身系统检查和实验室检查。

1）体格测量：测量指标包括身高（长）、体重、头围、囟门、胸围等；每次测量的用具及方法要统一。

2）询问个人史和既往史：询问儿童出生方式、出生体重；询问喂养方式，辅食添加的时间、种类、数量，有无挑食、偏食的习惯；询问预防接种的种类和次数；询问是否患病及疾病的种类，询问康复的情况；询问运动、认知和语言发育情况。

3）全身系统检查：检查儿童头围大小有无异常，前囟大小，有无方颅和颅骨软化，眼睑是否红肿，巩膜是否黄染，视力是否正常（4 岁开始每年进行视力筛查），外耳有无畸形，听力是否正常（在 6、12、24 和 36 月龄进行听力筛查），有无龋齿；胸部有无鸡胸、肋骨串珠、肋外翻，听诊有无心脏杂音，肺部有无异常；腹部有无包块，肝脾大小有无异常；外生殖器有无畸形，男婴有无包茎、鞘膜积液，女婴外阴有无异常分泌物；四肢和脊柱有无畸形。

4）常见病的实验室检查：1 岁时做乙肝表面抗体检查；1 岁、2 岁各做 1 次尿常规检查；6、8、18、30 月龄各做 1 次血红蛋白（或血常规）检查，4 ~ 6 岁每年检查血红蛋白（或血常规）。必要时，检查血清钙、磷、铁等微量元素水平。并对可疑佝偻病、发育迟缓、维生素缺乏等疾病进行检查。

3. 计划免疫　计划免疫是根据儿童的免疫特点和传染病的发生情况制定的免疫程序，有计划、有目的地将生物制品接种到儿童体内，以确保儿童获得可靠的抵抗疾病的能力，从而达到预防、控制乃至消灭相应传染病的目的。社区护士应切实做好儿童的计划免疫工作。

（1）计划免疫程序　目前，我国计划免疫的对象主要是 6 岁以下的儿童。免疫程序是根据儿童年龄和各种传染病的流行规律制定的。免疫程序规定了所需接种疫苗的种类、接种对象、接种的年龄、疫苗接种的先后顺序和全程接种的次数及接种间隔时间等。只有严格按照免疫程序进行预防接种，才能使儿童达到和维持较高的免疫水平，进而有效预防、控制相应传染病的发病。国家免疫规划疫苗儿童免疫程序，见表 6-2。

表 6-2　国家免疫规划疫苗儿童免疫程序表

| 疫苗种类 | | 接种年（月）龄 | | | | | | | | | | | | | | |
名称	缩写	出生时	1月	2月	3月	4月	5月	6月	8月	9月	18月	2岁	3岁	4岁	5岁	6岁
乙肝疫苗	HepB	1	2					3								
卡介苗	BCG	1														
脊灰灭活疫苗	IPV			1												
脊灰减毒活疫苗	OPV				1	2								3		
百白破疫苗	DTaP				1	2	3				4					
白破疫苗	DT															1
麻-风疫苗	MR								1							
麻腮风疫苗	MMR										1					
乙脑减毒活疫苗	JE-L								1			2				
或乙脑灭活疫苗	JE-I								1、2			3				4
A 群流脑多糖疫苗	MPSV-A							1		2						
A 群 C 群流脑多糖疫苗	MPSV-AC												1			2
甲肝减毒活疫苗	HepA-L										1					
或甲肝灭活疫苗	HepA-I										1	2				

（2）预防接种管理　预防接种是将人工制备的某种病原的抗原或抗体注入机体，使机体获得对该疾病的特异免疫力。我国儿童预防接种实行属地化管理，社区卫生服务机构应及时为辖区内所有居住满 3 个月的 0 ~ 6 岁儿童建立预防接种证和预防接种卡（簿）等儿童预防接种档案。采取预约、通知单、电话、手机短信、网络、广播通知等方式，通知儿童监护人，告知接种疫苗的种类、时间、地点和相关要求。边远山区、海岛、牧区等交通不便的地区，可采取入户巡回的方式进行预防接种。社区卫生服务机构应每半年对辖区内儿童的预防接种卡（簿）进行 1 次核查和整理，查缺补漏，并及时进行补种。

（3）预防接种的实施　根据国家免疫规划疫苗免疫程序，对适龄儿童进行常规接种。

接种前，接种护士应查验儿童预防接种证（卡、簿）或电子档案，核对受种者姓名、性别、出生日期及接种记录，确定本次受种对象、接种疫苗的品种。询问受种者的健康状况以及是否有接种禁忌等，告知儿童监护人所接种疫苗的品种、作用、禁忌、不良反应以及注意事项，并如实记录告知和询问的情况。

接种时，护士应再次按照预防接种"三查七对"的要求进行查验。"三查"：即检查儿童的健康状况和接种禁忌症，查对预防接种卡（簿）与儿童预防接种证，检查疫苗、注射器外观与批号、有效期。"七对"：即核对儿童的姓名、年龄、疫苗品名、规格、剂量、接种部位、接种途径。核对无误后严格按照《预防接种工作规范》规定的接种月（年）龄、接种部位、接种途径、安全注射等要求予以接种。

接种后，护士应告知儿童监护人让儿童在留观室观察 30 分钟，及时在预防接种证、卡（簿）上记录接种疫苗名称及日期，与儿童监护人预约下次接种疫苗的种类、时间和地点。有条件的地区应将接种信息录入计算机并进行网络报告。

（4）预防接种注意事项　采用注射法接种活疫苗时，局部皮肤应用 75% 乙醇消毒；开启后的疫苗应尽快使用，抽吸后剩余药液放置时间不能超过 2 小时；接种后剩余活菌苗应烧毁处理。

（5）预防接种的反应及处理　接种后 24 小时内，注射局部若出现红、肿、热、痛等症状，或出现体温升高、头痛、头晕、恶心、呕吐、腹泻等全身反应时，轻者无需特殊处理，重者应就诊处理。若出现过敏性休克，立即让患儿平卧，注意保暖；立即皮下注射 0.1% 盐酸肾上腺素，必要时可重复注射；吸氧；并采取其他的抗过敏性休克的护理措施。晕针常在空腹、疲劳、紧张、恐惧或室内闷热等情况下发生，应立即使患儿平卧，解开衣领；给予热开水或糖水；必要时可针刺人中、合谷穴。出现过敏性皮疹，可给予抗组胺药物服用。

二、 儿童各年龄段保健

根据儿童生长发育的特点和不同发育阶段的主要任务，可将儿童期分为新生儿期、婴儿期、幼儿期、学龄前期、学龄期和青春期。我国社区儿童保健服务的主要对象是 0~6 岁儿童，重点是 3 岁以下儿童。

（一）新生儿期

新生儿期是指胎儿娩出后自脐带结扎到出生后 28 天。胎龄满 28 周至出生后 7 天，称围生期（又称围产期）。

1. **特点** 新生儿脱离母体独立生存，内外环境发生巨大变化，生理调节能力和适应能力还不够成熟，容易发生低体温、窒息、出血、溶血、感染等疾病，死亡率高，尤其是出生后第 1 周死亡率最高。

2. **保健指导**

（1）**家庭访视** 新生儿出院后 1 周内，社区护士应到新生儿家中进行访视。了解新生儿出生时情况、预防接种情况、新生儿疾病筛查情况等。观察家居环境，询问和观察新生儿喂养、睡眠、大小便、黄疸、脐部情况、口腔发育等情况。为新生儿测量体温、记录出生时体重、身长，进行体格检查，同时建立《母子健康手册》。根据新生儿的具体情况，对家长进行喂养、发育、防病、预防伤害和口腔保健指导。如果发现新生儿未接种卡介苗和第 1 剂乙肝疫苗，提醒家长尽快补种。如果发现新生儿未接受新生儿疾病筛查，告知家长到具备条件的医疗保健机构进行筛查。对于低出生体重、早产、双（多）胎或有出生缺陷等具有高危因素的新生儿，根据实际情况增加家庭访视次数。

（2）**喂养指导** 鼓励和支持母乳喂养，提倡按需哺喂。通过观察和评估母乳喂养的体位、新生儿口含乳头的吸吮情况，教授哺乳方法和技巧。指导母亲观察乳汁分泌是否充足，新生儿吸吮是否有力。对吸吮力弱的早产儿，可将母乳挤在杯中，用滴管哺喂，1 次量不宜过大，以免吸入气管。如确系母乳不足，可指导家庭采用混合喂养。需混合喂养的新生儿，每次喂养应先哺母乳，再补充其他代乳品，且每日母乳喂养不可少于 3~4 次。新生儿出生 2 周后应补充维生素 D，足月儿每日口服 400IU，早产儿每日口服 800IU。

（3）**日常护理** 新生儿居室应阳光充足、清洁卫生、通风良好，室温维持在 22~24℃，相对湿度 55%~65%。衣服每日更换，选用柔软、吸水性好、浅颜色的棉布衣，应宽松易穿脱。尿布最好选用柔软、吸水性好的白色棉布；若使用尿不湿，应经常更换。每次大便后用温水清洗臀部，以防红臀发生。每日沐浴，保持新生儿皮肤清洁。沐浴时，室温应调节在 25~28℃，水温在 38~40℃。指导家长观察新生儿的精神状态、面色、呼吸、体温等情况，了解新生儿的生活方式。对生理性黄疸、生理性体重下降、"马牙""螳螂嘴"以及乳房肿胀、假月经等现象无需特殊处理。

（4）**感染预防** 新生儿感染以脐部多见。脐带一般在出生后 7~10 天可自行脱落，在脐带脱落前，指导家长每日为新生儿沐浴后用棉签蘸取 75% 乙醇消毒脐带残端及周围，不让尿布覆盖住新生儿的脐部，以免污染脐带断端。

（5）意外伤害预防　窒息是新生儿最常见的意外伤害，与不正确的母乳喂养姿势、溢乳、呕吐物吸入和包裹不当（过紧、过厚、过严）等有关。如果发现新生儿意外窒息，应迅速去除引起窒息的原因，保持呼吸道通畅。若婴儿心跳呼吸停止，立即做心肺复苏，同时送往医院抢救。

（二）婴儿期

自出生 28 天至满 1 周岁为婴儿期。此期喂养以乳制品为主，又称乳儿期。

1. 特点　婴儿期是个体生长发育的第一个高峰期，是一生体格、情感形成与发展的基础。机体对营养物质的需求相对较高，但是，由于婴儿的消化吸收功能不健全，容易发生消化功能紊乱及营养不良。同时，婴儿体内来自母体的抗体逐渐减少，自身免疫功能不完善，易患感染性疾病。

2. 保健指导

（1）合理喂养　婴儿的膳食应以高能量、高蛋白的乳类为主，同时要补充维生素 D。一般 6 个月以内的婴儿，提倡纯母乳喂养，按需哺喂，每天 6~8 次以上。6 个月以后，婴儿的膳食结构应由纯乳类的液体食物向固体食物逐渐转换，这个过程称为食物转换。新的食物种类引入，宜在婴儿摄入奶量稳定、生长发育良好时进行，具体方法见表 6-3。这一时期的婴儿仍需继续母乳喂养，直至 1 岁以上；若断离了母乳，也需维持婴儿配方奶喂养，并保持每日总奶量在 800mL 左右。奶粉冲泡水温一般 40~50℃，喂食时以手腕内侧皮肤试温，以不烫为宜。奶瓶喂养时，取 45°角喂食，奶嘴软硬应适中，孔的大小以倒置时液体呈滴状连续滴出为宜。

表 6-3　婴儿食物转换方法

	6 月龄	7~9 月龄	10~12 月龄
食物形状	泥状食物	末状食物	丁块状食物
餐次	乳类 5~6 次/日；尝试其他食物	乳类 4~5 次/日；进食其他食物 1~2 餐	乳类 2~3 次/日；进食其他食物 2~3 餐
乳类	纯母乳/部分母乳/配方奶 800~1000mL/d 逐渐减少夜间哺乳	母乳/部分母乳/配方奶 800mL/d	部分母乳/配方奶 600~800mL/d
谷类	选择强化铁的米粉，用水或奶调配，开始少量尝试，逐渐增加到每天 1 餐	强化铁的米粉、稠粥或面条，30~50g/d	软饭或面食，50~75g/d
蔬菜水果类	开始尝试蔬菜泥 1~2 勺，然后尝试水果泥 1~2 勺，2 次/日	碎菜 25~50g/d，水果 20~30g/d	碎菜 50~100g/d，水果 50g/d
肉类	尝试添加	开始添加肉泥、肝泥、动物血等动物性食品	添加动物肝脏、动物血、鱼虾、鸡鸭肉、红肉，25~50g/d

续表

	6 月龄	7~9 月龄	10~12 月龄
蛋类	暂不添加	开始添加蛋黄，每日自 1/4 个 逐渐增加至 1 个	1 个鸡蛋
喂养技术	用勺喂食	与成人共同进餐，开始学习用 手自我喂食；用手拿"条状" 食物，学习咀嚼	学习自己用勺进食、用杯子 喝奶；与成人同桌进餐 1~2 次/日

（2）日常护理　注意婴儿皮肤清洁，指导家长每天给婴儿洗澡。婴儿衣着应简单、宽松、便于穿脱和四肢活动。衣服不宜用纽扣，以免婴儿误食或误吸。尿布用柔软、吸水性强的棉布，使用尿不湿应经常更换。保证婴儿睡眠充足。经常变换婴儿睡姿，避免面部和头部变形；锻炼婴儿养成定时独立睡觉习惯；睡觉时房间关灯，婴儿嘴里不含东西。出牙时，指导家长用软布帮助婴儿清洁齿龈和萌出的乳牙，较大的婴儿可给予饼干、面包或馒头片等让其咀嚼。家长应经常带婴儿到户外活动，呼吸新鲜空气，多晒太阳以预防维生素 D 缺乏性佝偻病的发生。有条件的情况下，可对婴儿进行空气浴、水浴、日光浴锻炼，以增强体质，提高环境适应能力和抗病能力。

（3）早期教育　婴儿期是感知、运动、语言发育的快速期，应指导家长训练婴儿的视听能力、大动作和语言。带有声、光、色的玩具，有利于促进婴儿感知的发育。

（4）常见病的预防　①消化功能紊乱和营养不良在婴儿期的发生率较高，常因食物转换的时机、方法不当，婴儿适应不良而引起。因此，在支持母乳喂养的基础上，指导家长给婴儿引入新的食物种类时，应注意遵循由少到多，由稀到稠，由细到粗，由一种到多种的原则，保证食物新鲜，食具和水清洁、卫生。②婴幼儿肺炎以 3 岁以下儿童多见。预防措施包括：增加户外活动，增强抵抗力；避免去人多的公共场所；季节变换时注意增减衣服等。

（5）意外伤害预防　婴儿无危险意识，容易发生异物吸入、窒息、烫伤、床上跌落、误食、触电等意外伤害。伤害的危险因素可来源于环境、父母和婴儿自身。家长应加强安全防范意识，看护好婴儿，减少或消除环境中的危险因素。

（三）幼儿期

从 1 周岁到 3 周岁这段时期称为幼儿期，是社会心理发育最迅速的时期。

1. 特点　1~3 岁小儿，生长发育速度较前减慢，活动范围扩大，接触感染的机会增多，机体免疫功能尚不健全，特别容易发生传染性和感染性疾病。神经精神发育方面，幼儿的语言、思维、动作能力增强，自主性、独立性、感知能力、自我意识不断发展，对周围环境充满好奇、乐于模仿，是智力开发的最佳时期。但是，此期儿童对危险的识别能力差，容易发生意外伤害。

2. 保健指导

（1）合理喂养　幼儿的膳食品种应多样化，注意营养素均衡，以满足生长发育和活动需要。每日除 3 餐主食外，应安排 2 ~ 3 次乳类与营养点心，保证每天有乳类 350 ~ 500mL、鸡蛋 1 个、动物性食物 50g、谷物 100 ~ 150g、蔬菜和水果各 150 ~ 200g、植物油 20 ~ 25g 摄入。食物制作宜软、烂、细、碎。尽量吃家常食物，避免吃油炸食品，少吃快餐，少喝甜饮料，包括乳酸饮料。适量饮水，以白开水为好，饮水量以不影响幼儿奶类摄入和日常饮食为度。控制零食。

（2）日常护理　①饮食习惯：12 月龄的幼儿应该开始练习自己用餐具进食，以培养幼儿的独立能力和正确反应能力。1 ~ 2 岁鼓励自己进食，2 岁后应独立进食。进餐应定时、定点、定量、专心，每次时间约 20 ~ 30 分钟。②睡眠习惯：良好的睡眠有利于幼儿的生长发育。幼儿每天的睡眠时间约需 12 ~ 14 小时，其中包括 1 ~ 2 小时的午睡。睡前一杯温牛奶、小故事均有利于幼儿入睡。③卫生习惯：饭前便后洗手，注意口腔卫生，家长可用纱布清洁幼儿牙齿，逐渐改为软毛牙刷刷牙，少吃甜食防龋齿。④排便习惯：1 岁以后训练幼儿养成定时排便的习惯。

（3）预防疾病　按时预防接种，以防传染性疾病。加强体育锻炼，增强机体抵抗力。尽量少去人多的公共场所，以防感染上疾病。做好呼吸道和肠道感染性疾病的预防。

（4）意外伤害预防　幼儿行走和语言能力增强，自主性和独立性不断发展，但缺乏自我保护意识，是意外伤害的高危人群，容易发生跌伤、烫伤、误食、异物吸入、中毒、电击等意外，家长要做好防护。

（四）学龄前期

自 3 周岁至入小学前（6 ~ 7 岁）这一段时期为学龄前期，是性格形成的关键期。

1. 特点　学龄前儿童的体格发育相对减慢，但仍保持稳步增长；活动和锻炼增多，抵抗力增强，感染性疾病发病减少；智能发育更趋完善，好奇、多问、求知欲强、模仿力强，能做较复杂的动作，语言和思维能力进一步发展，是早期教育的最佳时期。

2. 保健指导

（1）合理营养　学龄前儿童的饮食基本接近成人，以普通米饭、面食为主。膳食结构要多样化，荤素搭配，注意食物的色、香、味；食物烹调应易于消化，少调料，少油炸。可鼓励孩子参与食物选择与制作，以增进孩子对食物的认知与喜爱。

（2）生活习惯　提供宽松、愉快的就餐环境，培养孩子规律就餐，自主进食，不挑食、不偏食、少吃零食的饮食习惯。鼓励孩子自己洗脸、刷牙、穿衣、如厕等，培养生活自理能力。学龄前期儿童想象力极其丰富，容易会出现怕黑、做噩梦、不敢一个人睡觉等情况，需成人陪伴。

（3）学前教育　游戏是学龄前儿童最好的活动，可以让儿童体验到快乐，培养儿童的想象力、创造力、语言表达能力和积极主动性，以及发展同伴关系和处理问题的能力，是促进儿童全面发展的重要途径。日常生活中应提供儿童参与游戏的机会，培养儿童关心集体、遵守纪律、团结协作、热爱劳动等好品质，锻炼其毅力和独立生活能力。

（4）预防疾病　继续按时预防接种，每年进行健康检查和体格检1～2次，筛查与矫正近视、弱视，防治龋齿、缺铁性贫血、寄生虫病、单纯性肥胖等常见病，继续监测其生长发育。

（5）意外伤害预防　学龄前儿童仍是意外伤害的高危人群。指导家长对孩子进行安全教育，不可让其独处；教育孩子遵守道路交通规则；安全保管药物和有毒物质；避免儿童单独上树爬墙；注意防止被毒虫及宠物咬伤；避免绳索等绕颈，以防窒息。

（五）学龄期

从入小学（6～7岁）至进入青春期前（男孩13～14岁，女孩11～12岁）称为学龄期。

1. 特点　学龄期儿童体格发育稳步增长，除生殖系统外，其他系统的发育已接近成年人水平；认知和心理也迅速发展，是接受科学文化教育的重要时期，需加强教育，以促进其各方面能力的全面发展。此期儿童感染性疾病的发病率较前降低，但近视、龋齿的发病率增高。

2. 保健指导

（1）日常生活指导　注意膳食均衡、营养充分，以满足儿童体格生长、心理和智力发育、紧张的学习和体力活动的需求。重视早餐和课间加餐，纠正偏食、爱吃零食、暴饮暴食的坏习惯。养成每天早、晚刷牙，饭后漱口的习惯。不吸烟、不饮酒、不随地吐痰。按时睡眠，不熬夜、不贪睡。避免长时间看电视、玩游戏。

（2）学习习惯培养　注意培养良好的学习习惯，激发学龄儿童的学习兴趣，加强素质教育，通过兴趣培养，陶冶高尚情操。

（3）预防近视　学龄儿童应特别注意保护视力，每天做眼保健操，定期检查视力。读书、写字时间不宜太长，姿势要正确，眼睛距离书本应30cm以上。教室要光线充足，课桌椅配套，并定期更换座位。课间要户外活动，进行远眺以缓解视力疲劳。一旦儿童发生近视，要及时到医院进行检查和治疗。

（4）意外伤害预防　学龄期常发生的意外伤害有中毒、溺水、交通事故，以及在活动时发生扭伤、挫伤或骨折等。对儿童应进行法制和安全教育，学习交通规则和意外事故的防范知识，减少伤残的发生。

（六）青春期

从第二性征出现至生殖功能基本发育成熟的这段时期称为青春期。女孩从11～12岁到17～18岁，男孩从13～14岁到18～20岁为青春期。

1. **特点**　青春期是体格发育的第二个高峰期，生殖系统迅速发育，第二性征出现并逐渐发育成熟。此期女孩出现月经、骨盆变宽、脂肪丰满等，男孩出现遗精、肌肉发达、声音变粗、长出胡须等。青春期是个体一生中智力发展、世界观形成、信念确立的关键时期。

2. **保健指导**

（1）合理营养　青春期生长发育迅速，青少年需要充足的能量、蛋白质、维生素和矿物质来满足脑力劳动和身体活动的消耗。社区护士应指导学校和家长为青少年合理配膳，以满足其生长发育的需要。

（2）日常护理　加强少女的经期卫生指导，如生活规律，避免受凉、剧烈运动和重体力劳动，注意会阴部卫生，避免坐浴等。养成早睡早起的良好生活习惯，端正学习态度，掌握正确的学习方法。不吸烟、不饮酒，远离毒品，防止药物依赖。

（3）进行正确的性教育　性教育是青春期保健指导的重要内容。指导家长通过交谈、宣传手册等方式对青少年进行性教育，分清正常男女交往与早恋的关系，教育孩子不早恋，自觉抵制黄色书刊、录像等的不良影响。

（4）常见健康问题的预防　此期应重点防治沙眼、屈光不正、龋齿、肥胖、缺铁性贫血、营养不良、神经性厌食和脊柱弯曲等疾病，强化定期健康检查，以便早发现、早治疗。

（5）意外伤害预防　意外事故是青少年死亡的主要原因。此期易发生交通事故、溺水、自杀、运动伤害等意外，学校和家长仍需对青少年加强安全教育。

项目三　社区老年人保健

案例导入

　　张某，男，72岁，患糖尿病10余年。间断服用降糖药，平日比较注意日常保健，无并发症，生活可以自理。

　　问题：

　　（1）目前我国老年人的划分标准是什么？

　　（2）对张某的健康管理要求是什么？

随着生活水平的提高，人均预期寿命的延长，老年人口日益增多，对卫生保健服务的需求也急剧增加。开展社区老年护理，重视并做好老年保健工作，既是社会人口老龄化的基本需要，也是满足人民群众对美好生活需求的落地之举。

一、概述

（一）老年人

1. 概念 老年阶段是人生的最后阶段。目前，关于老年人的年龄划分界限，世界上尚无统一标准。一般以 60 岁及以上或 65 岁及以上为老年人。我国现采用 60 岁作为老年人的起始年龄，其中 69 岁以下者为低龄老人，70~79 岁为中龄老人，80 岁及以上者为高龄老人。

2. 身心特点

（1）生理特点 随着年龄的增长，机体的激素水平降低，骨骼、肌肉发生退行性变，老年人会出现头发变白、脱落稀疏，皮肤变薄，皮下脂肪减少，骨质疏松，关节活动不灵，身高降低，体重减轻。器官功能逐渐下降，呼吸道纤毛运动减退，老年人易患肺部感染；大动脉弹性减弱，易出现动脉血压升高，进而引起心、脑血管病变；消化功能减退，出现食欲下降、便秘；脑组织体积缩小，脑血管退行性变、血流量减少，出现记忆力减退、思维能力下降；机体免疫功能下降，继而易发生感染。

（2）心理特点 老年人的记忆保持能力随着年龄增长而逐渐下降，但对远期记忆的保持相对较近期记忆好；再认能力比回忆能力强；理解能力变化不大，但死记硬背能力减退；逻辑记忆比机械记忆好；液态智力随着增龄而减退，晶态智力减退不明显；老年人的思维能力伴随感知和记忆能力的衰退而有所下降，特别是思维的敏捷度、流畅性、灵活性、独特性和创新性较青年时期减退明显；人格一般不会随年龄的增长而变化，但伴随生理功能和环境的变化、社会和家庭角色的改变，老年人会按照其不同的人格模式采用整合良好型、防御型、被动依赖型和整合不良型四种不同方式适应环境。

（二）老年保健

1. 概念 世界卫生组织认为，老年保健（health care in the elderly）是指在平等享用卫生资源的基础上，充分利用现有的人力、物力，以维护和促进老年人的健康为目的，发展老年保健事业，使老年人得到基本的医疗、护理、康复、保健等服务。老年保健并非单纯延长老年人的预期寿命，而是最大限度地延长老年期独立生活的自理时间，缩短功能丧失及在生活上依赖他人的时间，达到延长健康预期寿命，提高老年人生命质量，进而实现健康老龄化。

2. 原则

（1）独立性原则 老年人应当借助收入、家庭和社区支持及自我储备，获得足够的食物、住宅及庇护场所；老年人应当有机会继续参加工作或其他有收入的事业；老年人应当能够参与决定何时及采取何种方式从劳动力队伍中退休；老年人应当有机会获得适宜的教育和培训；老年人应当能够生活在安全和适合于个人爱好和能力变化相适应以及丰富多彩的环境中；老年人应当能够尽可能长地生活在家中。

（2）参与性原则　老年人应当保持融入社会，积极参与制定和实施与其健康直接相关的政策，并与年轻人分享他们的知识和技能；老年人应当能够寻找和创造为社区服务的机会，在适合他们兴趣和能力的位置上做志愿者服务；老年人应当能够形成自己的协会或组织。

（3）保健与照顾原则　老年人应当得到与其社会文化背景相适应的家庭和社区的照顾保护；老年人应当能够获得卫生保健护理服务，以维持或重新获得最佳的生理、心理与情绪健康水平，预防或推迟疾病的发生；老年人应当能够获得社会和法律的服务，以加强其自治性、权益保障和照顾；老年人应当能够利用适宜的服务机构，在一个有人情味和安全的环境中获得政府提供的保障、康复、心理社会服务和精神支持；老年人在其所归属的任何一种庇护场所、保健和治疗机构中都享受人权和基本自由。

（4）自我实现或自我成就原则　老年人应当能够追求充分发展他们潜力的机会；老年人应当能够享受社会中的教育、文化、精神和娱乐资源。

（5）尊严性原则　老年人应当能够生活在尊严和安全中，避免受到剥削和身心虐待；老年人无论处于任何年龄、性别、种族背景、能力丧失或其他状态，都应当能够被公正对待，并应独立评价他们对社会的贡献。

3. 重点对象　社区老年保健的对象应是辖区内的所有老年人。其中，高龄老人、独居老人、丧偶老人、患病老人、新近出院的老年人、精神障碍的老年人在生理心理和生活应对能力方面更加脆弱，对医疗、护理、健康保健的需求更大，是社区老年保健的重点对象。

二、 老年人的保健需求

（一）老年人的患病特点

随着身心机能的减退，老年人罹患疾病的机会增加，其患病特点如下：

1. 临床症状不典型，容易延误治疗。

2. 病程长，病情重，恢复慢。

3. 多种疾病共存，病情错综复杂。

4. 易发生并发症，常见的有压疮、静脉血栓形成、水和电解质紊乱、坠积性肺炎、大小便失禁、运动障碍、多器官衰竭等。

5. 易发生意识障碍，给诊断、治疗带来困难。

（二）老年人的健康需求

进入老年期后，老年人的健康意识逐渐增强，不仅关注自己身患疾病的治疗、护理和康复，更关注自己该如何生活，如何防病。他们希望获得相关的预防保健知识以及家庭和社会的支持与照顾。社区老年人的健康需求主要集中在以下几方面。

1. 因生理功能衰退所引起的老年常见疾病的治疗与护理需求。

2. 因生理功能减退所带来的在居住、衣着、营养等方面的特殊需要。

3. 因活动受限所带来的生活自理能力障碍方面的帮助与照料。

4. 因心理状态的变异和人际交往的障碍所带来的一系列心理反应的护理需求。

三、 老年人的健康管理与护理

（一）老年人的健康管理

《国家基本公共卫生服务规范》要求，社区卫生服务机构应为辖区内 65 岁及以上常住居民每年提供 1 次健康管理服务，内容包括：

1. 生活方式和健康状况评估　通过问诊及老年人健康状态自评了解其基本健康状况、体育锻炼、饮食、吸烟、饮酒、慢性疾病常见症状、既往所患疾病、治疗及目前用药和生活自理能力等情况。

2. 体格检查　包括体温、脉搏、呼吸、血压、身高、体重、腰围、皮肤、浅表淋巴结、肺部、心脏、腹部等常规体格检查，并对口腔、视力、听力和运动功能等进行粗测判断。

3. 辅助检查　包括血常规、尿常规、肝功能（血清谷草转氨酶、谷丙转氨酶和总胆红素）、肾功能（血清肌酐和血尿素）、空腹血糖、血脂（总胆固醇、甘油三酯、低密度脂蛋白胆固醇、高密度脂蛋白胆固醇）、心电图和腹部 B 超（肝、胆、胰、脾）检查。

4. 健康指导　告知评价结果并进行相应健康指导。

（1）对发现已确诊的原发性高血压和 2 型糖尿病等患者，同时开展相应的慢性病患者健康管理。

（2）对患有其他疾病的（非高血压或糖尿病），应及时治疗或转诊。

（3）对发现有异常的老年人，建议定期复查或向上级医疗机构转诊。

（4）进行健康生活方式以及疫苗接种、骨质疏松预防、防跌倒措施、意外伤害预防和自救、认知和情感等健康指导。

（5）告知或预约下一次健康管理服务的时间。

知 识 链 接

2015 年 11 月 4 日，国家卫生和计划生育委员会发布了推荐性卫生行业标准《老年人健康管理技术规范》，该标准规定了 65 岁及以上老年人健康管理的流程及适宜技术，适用于基层医疗卫生机构提供国家基本公共卫生服务项目时对老年人健康管理的基本要求。

（二）社区护士在老年护理中的作用

社区是老年人生活的基本环境，加强社区老年护理工作对于增进老年人的身心健康，提高老年人的生活质量、减少国家医疗费用支出，具有重要的意义。社区护士是社区老年保健的中坚力量，他们可以深入到社区的每个角落，为老年人提供专业性的护理服务。

1. 社区老年人健康教育　社区护士与其他学科人员共同合作，了解社区老年人的基本情况，确定优先干预的健康问题，制订健康教育计划，通过多种途径实施健康教育，帮助老年人树立健康意识，获得健身防病和疾病康复的知识，改变不良行为，避免行为危险因素，从而增进健康。

2. 社区老年患者的护理　社区护士可为老年人提供护理服务，如注射、换药、氧疗、鼻饲、压疮护理等，以及疾病或创伤的院前急救。

3. 临终护理　社区护士可以满足老年人希望在自己熟悉的环境中、在亲人的陪伴下走完生命历程的愿望，为老年人及其家人提供临终护理，包括控制疼痛、缓解症状、心理支持和死亡教育等，尽最大可能保持舒适，维护自尊，使临终老年人安详而宁静地离开人世。

4. 指导和培训　指导照顾老年人的家属、保姆或志愿者学会老年保健知识和一般照顾技能，使其更好地为老年人服务。

5. 组织协调　社区护士在老年保健中扮演着组织管理和协调的重要角色，与其他专业人员一起，对老年保健服务的人员、物资及各种活动进行统筹安排。

（三）社区老年护理服务体系

《"十三五"健康老龄化规划》指出，要以维护老年健康权益和满足老年健康服务需求为出发点和落脚点，大力推进老年健康服务供给侧结构性改革，强化基层医疗卫生服务网络功能，积极推广家庭医生签约服务，为老年人提供综合、连续、协同、规范的基本医疗和公共卫生服务。探索建立从居家、社区到专业机构的比较健全的长期照护服务供给体系。实现服务体系由以提高老年疾病诊疗能力为主向以生命全周期、健康服务全覆盖为主转变，保障老年人能够获得适宜的、综合的、连续的整合型健康服务，提高老年人健康水平，实现健康老龄化，建设健康中国。

1. 日间老年人护理服务　日间老年人护理服务又被称为"日托"服务。是对那些不愿入住在老年护理医院、生活自理有困难、白天无人照顾的老年人，提供接送、用餐、康复等医疗护理服务。此类服务能免除家属为照顾老年人而产生的工作角色与家庭角色冲突，同时使老年人较好地享受家庭生活的舒适和便利，是一种值得推广的社区服务项目。

2. 家庭病床　家庭病床是医疗机构为了最大限度地满足社会医疗需求，选择适宜在家庭环境中医疗和护理的病种，让患者在自己熟悉的环境中，在家人的照顾下接受社区医护人员的治疗和护理。护理范围包括心理护理、用药护理、物理治疗、语言治疗、营养咨询等。家庭病床服务可缓解我国医院床位不足与患者多、住院费用上升与老年人医疗支出有限的矛盾。

3. **老年护理医院** 以社区内老年人的需求为导向，解决老年人健康问题为重点，提高老年人生命质量为目的，集老年医疗、保健、预防、康复、护理为一体，且方便、经济、综合、连续的基层老年卫生服务。老年护理医院一般收治年龄超过 60 岁的需长期护理、确诊为内科慢性病急性期、临终关怀的患者。也可根据具体情况收治患有痴呆或其他精神科疾病的老年人。

4. **居家养老护理服务** 家庭养老是以血缘关系为纽带，以自我保障和家庭保障为基础的养老模式，人们易接受，具有一定的稳定性，供养成本低。居家养老是我国老年人长期护理照料的主要服务形式。居家养老护理服务就是在家庭养老的基础上提供社区护理服务。社区护士可为居家的老年人提供皮肤护理、个人卫生指导、病情观察、药物保管及居家护理安全教育等服务，可以有效地节约病家的医疗费用，方便家庭照顾，解决医院床位紧张问题，是我国社区老年护理服务应大力推广的服务模式。

考纲摘要

1. 妊娠 18 ~ 20 周，孕妇能感受到胎动，12 小时胎动次数不应少于 10 次。

2. 妊娠 20 周可听到胎心音，正常胎心音呈双音，每分钟 120 ~ 160 次。

3. 怀孕第 13 周前为孕妇建立《母子健康手册》，并进行第 1 次产前检查。

4. 围绝经期妇女应每 1 ~ 2 年进行 1 次妇科常见疾病和肿瘤的筛查。

5. 新生儿出生时应接种乙肝疫苗、卡介苗。接种后，应对受种者观察 30 分钟。

6. 新生儿出生后 7 ~ 10 天，脐带自行脱落，脐带残端每日用 75% 乙醇消毒。

7. 母乳是婴儿的最佳食品，出生后 6 个月以内提倡纯母乳喂养，按需哺乳。

8. 我国把 60 岁及以上的人称为老年人，80 岁及以上者称为高龄老人。

9. 老年保健的目的是最大限度地延长老年期独立生活自理的时间。

10. 老年保健的重点人群是高龄、独居、丧偶、患病、新近出院、精神障碍的老年人。

复习思考

一、单选题

1. 关于孕期保健，下列叙述**错误**的是 （　　　）

　　A. 妊娠期衣服以宽松为宜　　　　　　B. 妊娠中、晚期提倡淋浴

　　C. 散步是孕妇最好的运动方法　　　　D. 认真做好产前检查

　　E. 妊娠期间禁止性生活

2. 产后禁止性生活的时间是（　　　）

  A. 产后 2 周   B. 产后 4 周

  C. 产后 6 周   D. 产后 8 周

  E. 产后 10 周

3. 出生后生长发育的第一个高峰期是（　　　）

  A. 新生儿期   B. 婴儿期

  C. 幼儿期   D. 学龄前期

  E. 学龄期

4. 预防接种后，应在观察室留观（　　　）

  A. 20 分钟   B. 30 分钟

  C. 40 分钟   D. 50 分钟

  E. 60 分钟

5. 高龄老人是指（　　　）

  A. 70 岁以上的老人   B. 75 岁以上的老人

  C. 80 岁以上的老人   D. 85 岁以上的老人

  E. 90 岁以上的老人

二、思考题

1. 王某，女，产后 1 周，纯母乳喂养。2 日前发现左侧乳房上部有一肿块，触之疼痛。今检查发现左侧乳房肿胀明显，局部皮肤发红、触之有热感，左腋下淋巴结可扪及。测体温 38.5℃。

问题：

（1）请问王某出现了什么健康问题？

（2）作为社区护士，你该如何为王女士进行健康指导？

2. 男童，3 周岁，在社区医院接种流脑疫苗，打针前不配合，打针后哭闹，数分钟后突然发生晕厥。

问题：

（1）请问男童发生了什么情况？

（2）作为社区护士应如何处理？

3. 简述老年人的患病特点。

扫一扫，知答案

社区常见慢性病患者的护理与管理

【学习目标】

　　1. 掌握慢性病的概念、特点和危险因素；高血压、糖尿病、冠心病和慢性阻塞性肺疾病的危险因素和社区护理指导。

　　2. 熟悉高血压、糖尿病、冠心病、慢性阻塞性肺疾病的社区管理。

　　3. 了解高血压、糖尿病、冠心病、慢性阻塞性肺疾病的流行病学特点。

　　随着人民生活水平的提高、生活方式的改变，疾病谱发生了明显的变化。慢性病已成为全世界最主要的死亡原因，是影响我国居民健康的主要问题。慢性病大多属于终身性疾病，造成的各种疼痛、损害和伤残，不但影响着患者的健康状况和生活质量，同时也会给社会和家庭带来严重的经济负担和照顾压力。国内外经验表明，慢性病是可以有效预防和控制的疾病。加强社区慢性病的护理与健康管理，可以降低社区人群的发病率、伤残率、死亡率，改善或提高慢性病患者的生活质量。

项目一　慢性病概述

扫一扫，看课件

一、慢性病的概念

　　慢性病（chronic disease）全称为慢性非传染性疾病。世界卫生组织（WHO）将慢性病定义为病情持续时间长、发展缓慢的疾病。我国《全国慢性病预防控制工作规范（试行）》指出，慢性病是对一类起病隐匿、病程长且病情迁延不愈、缺乏明确的传染性生物病因证据、病因复杂或病因尚未完全确认的疾病的概括性总称。1979 年，Lawrence 等认为，慢性病是一种长期性的状况，表现为正常生理功能逐渐地、进行性地减退，需要持续性的治疗和护理。在我国，常见的慢性病主要有高血压、冠心病、脑卒中、糖尿病、肿瘤、慢性阻塞性肺疾病等。

二、 慢性病的分类

（一） 根据国际疾病系统分类法（ICD-10） 标准分类

1. 精神和行为障碍　如老年痴呆、精神分裂症、神经衰弱、神经症等。

2. 呼吸系统疾病　如慢性支气管炎、肺气肿、慢性阻塞性肺疾病（COPD）等。

3. 循环系统疾病　如高血压、动脉粥样硬化、冠心病、心肌梗死等。

4. 消化系统疾病　如慢性胃炎、消化性溃疡、胰腺炎、胆石症等。

5. 内分泌、营养代谢疾病　如血脂紊乱、痛风、糖尿病、肥胖、营养缺乏等。

6. 肌肉骨骼系统和结缔组织疾病　如骨关节病、骨质疏松症等。

7. 恶性肿瘤　如肺癌、肝癌、胃癌、食管癌、结肠癌等。

（二） 按照影响程度分类

1. 致命性慢性病　如急性血癌、肺癌、肝癌、骨髓衰竭等。

2. 可能威胁生命的慢性病　如血友病、脑卒中、心肌梗死、肺气肿、慢性乙醇中毒、老年性痴呆。

3. 非致命性慢性病　如痛风、支气管哮喘、帕金森病、风湿性关节炎等。

三、 慢性病的特点

1. 病因复杂　慢性病的发病原因复杂，经常一因多果或者一果多因。

2. 发病隐匿　大多数慢性病在发病初期症状和体征不明显，容易被忽视。通常在体格检查或因某些症状加重至患者不能忍受而就诊时被发现。

3. 病程长且不可逆　慢性病早期不易被发现，因症状明显而就诊时往往已进入中晚期，病理改变已不可逆，患者常终身带病。

4. 需长期治疗和护理　慢性病病因复杂或不明，病情经常反复，无法明确病因治疗，只能对症处理，长期的治疗和护理对预防残疾和并发症、提高患者的生活质量至关重要。

5. 可预防和控制　良好的生活习惯和生存环境可预防慢性病的发生。积极有效的护理以及良好的自我健康管理可延缓或暂停慢性病的病情发展。

四、 慢性病的危险因素

慢性病的种类很多，发病原因十分复杂。研究表明，慢性病的发生与不良的生活习惯及环境污染等密切相关，其常见的危险因素有以下几方面。

（一）不良生活方式与行为

1. 不合理膳食　膳食搭配不合理是慢性病的主要原因之一。包括不良饮食习惯、膳食结构不合理、烹饪方式不当等。不良饮食习惯表现为每日进食时间无规律、暴饮暴食等。膳食结构不合理包括高胆固醇、高脂肪、高盐、低纤维素饮食等。高胆固醇、高动物脂肪饮食可引起机体血液中的胆固醇增高，与动脉粥样硬化发生有着密切的关系；摄入过多食盐致水钠潴留可引起高血压；食物过于精细，易引起肠道疾病，如痔疮、肠癌等；不当烹饪方式，如烟熏和腌制食品，长期食用易导致癌症的发生，尤其与胃癌的发病密切相关。

2. 缺乏运动　活动范围小，运动量不足，尤其是以静坐生活方式为主的人群容易超重或肥胖并促进体内的胆固醇和中性脂肪增加，易发生高血脂、高血压、冠心病、糖尿病等。

3. 吸烟　烟草中含有苯和焦油，还有多种致癌物质。吸烟是恶性肿瘤、慢性阻塞性肺疾病、冠心病、脑卒中等慢性病的危险因素，且吸烟与其危害存在明显的计量反应关系。WHO 将吸烟作为全球最严重的公共卫生问题列入重点控制领域。

4. 酗酒　酒精能够促进中性脂肪合成，血液中的中性脂肪过多可导致动脉硬化。同时，中性脂肪长期沉积于肝脏，可降低肝脏的解毒功能，造成肝硬化。机体血液中酒精浓度持续性偏高，还可导致神经衰退，加速身体老化。

（二）自然和社会环境

1. 自然环境　自然环境中的空气污染、噪音污染、水源土壤污染等都与癌症等慢性疾病的发生密切相关。

2. 社会环境　社会环境中健全的社会组织、普及教育的程度、医疗保健服务体系等都会影响人们的健康。

3. 遗传和家庭因素　家庭对个体健康行为和生活方式的影响较大，许多慢性病如高血压、糖尿病、乳腺癌、消化性溃疡、精神分裂症、冠状动脉粥样硬化性心脏病等都有家族倾向，可能与遗传因素或家庭共同的生活习惯有关。

4. 精神心理因素　生活及工作压力会引起紧张、恐惧、失眠甚至精神失常。长期处于较大的精神压力下，易使血压升高、心率加快、血中胆固醇增加、机体免疫力下降，从而诱发恶性肿瘤、高血压等多种慢性病。

五、 慢性病的社区管理

慢性病大多是由于不健康的生活方式造成的，社区卫生服务机构对慢性病患者进行健康管理，可以有目的地改善患者的生活方式，改变导致慢性病的可改变性危险因素，从根本上提高治疗效果。

（一）慢性病的社区管理原则

1. 在社区、家庭水平上降低最常见慢性病的共同危险因素，进行生命全程预防。

2. 三级预防并重，采取以健康教育、健康促进为主要手段的综合措施，把慢性病作为一类疾病来进行共同的防治。

3. 全人群和高危人群策略并重。

4. 传统的卫生服务内容、方式，包括鼓励患者共同参与、促进和支持患者自我管理、加强患者定期随访、加强与社区和家庭合作等内容的新型慢性病保健模式发展。

5. 加强社区慢性病防治的行动。

6. 改变行为危险因素预防慢性病时，应以生态健康促进模式及科学的行为改变理论为指导，建立以政策和环境改变为主要策略的综合性社区行为危险因素干预项目。

（二）慢性病的社区管理策略

根据慢性病的特点和西方经验，我国采取的是以社区为基础，健康促进为主要手段，三级预防相结合，针对全人群和高危人群的综合预防与控制策略。

1. 以健康管理为主的慢性病防治策略 指对个体发生慢性病的危险性进行评价，并在此基础上对人体的行为危险因素和疾病状况，进行行为指导和临床干预，对慢性病实行预防、治疗和控制相结合的综合措施。

2. 以个人健康档案管理为基础的慢性病信息管理 建立健康档案，对个体健康信息进行管理，连续监测健康状况，为疾病的预防和干预提供依据，以促进生命质量的改善。

（三）慢性病的社区管理内容

我国社区卫生服务机构开展慢性病管理工作的重点是诊断明确的慢性病的治疗、高危人群和重点慢性病的筛查以及高危人群和重点慢性病的病例管理。慢性病社区管理的主要内容包括：①收集社区居民的健康信息；②识别高危人群并进行人群分类；③高危人群及慢性病患者行为与生物危险因素水平评估；④个体化行为危险因素干预和患者管理；⑤管理效果评价；⑥人群慢性病信息汇总分析。

（四）慢性病社区管理流程

慢性病社区管理是一个连续不断的、长期的过程，具体流程见图7-1。

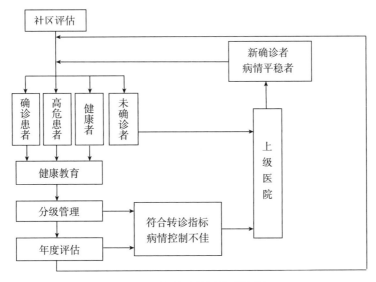

图 7-1 慢性病社区管理流程

项目二 高血压患者的护理与管理

扫一扫，看课件

案例导入

王某，男，67 岁，子女均在外地工作，老伴已经去世，平时喜欢去棋牌室打牌，有高血压病史 8 余年，口服降压药控制血压，服药时间与剂量无规律。最近经常感觉头晕，来社区检查，血压 160/95mmHg。

问题：

（1）王某存在哪些健康问题或疾病的危险因素？

（2）如果你是接诊护士，应该如何对王老先生进行健康指导？

一、概述

高血压（hypertension）是以体循环动脉血压增高为主要临床表现的一种常见病、多发病。高血压是多种心脑血管疾病的重要病因和危险因素，严重危害社区居民的健康，是国家重点预防和管理的慢性疾病。根据病因的不同，高血压可分为原发性高血压和继发性高血压两类，前者占高血压的 90% 以上，是社区居民中最常见的高血压类型。

（一）流行病学特点

近年来，我国高血压患病率呈不断上升趋势，据估计，目前我国高血压患病人数已超过 2.7 亿。我国高血压的流行具有 "三高" 和 "三低" 的特点，即患病率高、死亡率高、致残率高，知晓率低、治疗率低和控制率低。人群中，高血压的患病率、发病率随着年龄增长而升高。男、女之间高血压总体患病率差别不大，青年期男性略高于女性，中年后女性稍高于男性。高血压的分布存在着地区、城乡和季节差异：北方高于南方，东部高于西部，沿海高于内地，城市高于农村，冬季高于夏季，高海拔地区高于低海拔地区。高血压是可防可控的健康问题，进行高血压预防与管理，是遏制我国心脑血管疾病流行的核心策略，对提高我国居民整体健康水平具有十分重要的意义。

（二）危险因素

原发性高血压的病因和机制不完全清楚，研究表明，多种危险因素与其发病有关，可分为人类生物学因素和生活行为因素。

1. 人类生物学因素　即不可改变的危险因素，如遗传、性别和年龄。高血压属于多基因遗传，有明显的家族聚集性。家族中高血压的患病人数越多、发病越早，与高血压患者的血缘关系越近，个体患高血压的风险越大。年龄超过 55 岁后，患高血压的风险增大。

2. 生活行为因素　即可改变的危险因素，包括高盐饮食、体重超重和肥胖、过量饮酒、吸烟、缺少体力活动、心理因素。

（1）高盐饮食　人群高血压的水平与食盐的摄入量有关，食盐中的钠离子是血压升高的主要因素。居民每日摄入钠盐增加 2g，收缩压和舒张压会分别升高 2mmHg 和 1.2mmHg。

（2）体重超重和肥胖　身体脂肪的分布与血压水平相关。体重超重的人群患高血压的风险比正常人群高 3～5 倍；男性腰围≥90cm 者，女性腰围≥85cm 者，高血压的患病率是腰围低于此界限者的 3～5 倍。

（3）过量饮酒　饮酒的量和频率与高血压的发病率呈正相关。过量、高频率饮酒者的高血压发病几率高于低频率饮酒者，低频率饮酒者患高血压的风险高于不饮酒者。大量饮酒还可以诱发高血压患者发生脑卒中，尤其是脑出血。

（4）吸烟　烟草中的尼古丁等有害物质进入血液后会使周围血管收缩，致使血压升高。

（5）缺少体力活动　造成超重和肥胖的重要原因之一。

（6）心理因素　身心长期处于应激状态，工作压力过大的职业人群，高血压患病率明显增高。

（三）血压水平与高血压分级

根据《中国高血压防治指南》规定，在未使用降压药的情况下，排除继发性高血压，非同日 3 次进行测量，收缩压≥140 mmHg 和（或）舒张压≥90 mmHg 诊断为高血压。高血压可进一步分为 1、2、3 级，见表 7-1。

表 7-1　血压水平与高血压分级

类别	收缩压（mmHg）		舒张压（mmHg）
正常血压	<120	和	<80
正常高值	120~139	和（或）	80~89
高血压	≥140	和（或）	≥90
1 级高血压（轻度）	140~159	和（或）	90~99
2 级高血压（中度）	160~179	和（或）	100~109
3 级高血压（重度）	≥180	和（或）	≥110
单纯收缩期高血压	≥140	和	<90

（四）高血压患者心血管危险水平分层

高血压患者的预后除了与血压水平相关外，还与其他危险因素以及靶器官的受损程度有关。其他危险因素包括：男性>55 岁，女性>65 岁；吸烟；血脂异常；早发心血管病家族史；腹型肥胖或肥胖；血同型半胱氨酸升高。其中靶器官损害包括：如左心室肥厚、蛋白尿、血肌酐轻度升高、动脉粥样硬化斑块、视网膜动脉局灶或广泛狭窄等。并存临床疾病包括：如脑血管病、心脏疾病、肾脏疾病、血管疾病、视网膜病变、糖尿病。目前，主张对高血压进行危险程度分层，以利于确立防治目标、优化降压方案以及实施危险因素的综合管理。《中国高血压防治指南》将高血压患者心血管危险水平分为低危、中危、高危和极高危四个层次，见表 7-2。

表 7-2　高血压患者心血管危险水平分层标准

其他危险因素和病史	血压水平（mmHg）		
	1 级高血压 收缩压 140~159 或舒张压 90~99	2 级高血压 收缩压 160~179 或舒张压 100~109	3 级高血压 收缩压 ≥180 或舒张压 ≥110
无	低危	中危	高危
1~2 个其他危险因素	中危	中危	极高危
≥3 个其他危险因素，或靶器官损害	高危	高危	极高危
临床并发症或合并糖尿病	极高危	极高危	极高危

二、高血压患者筛查

乡镇卫生院、村卫生室、社区卫生服务中心（站）每年应对辖区内 35 岁及以上常住居民免费测量 1 次血压（非同日三次测量）。

1. 对第一次发现收缩压 ≥140mmHg 和（或）舒张压 ≥90mmHg 的居民，在去除可能引起血压升高的因素后预约其复查，若非同日 3 次测量血压值均高于正常，可初步诊断为高血压。建议其转诊到有条件的上级医院确诊并取得治疗方案，2 周内随访转诊结果，对已确诊的原发性高血压患者纳入高血压患者健康管理。对可疑继发性高血压患者，及时转诊。

2. 对收缩压<140mmHg 且舒张压<90mmHg，有以下任意一项高血压高危因素者，建议每半年至少测量 1 次血压，并接受医务人员的生活方式指导。

（1）血压值高，收缩压 130～139mmHg 和/或舒张压 85～89mmHg。

（2）超重或肥胖，和（或）腹型肥胖，①超重：28 kg/m² >BMI≥24 kg/m²；②肥胖：BMI≥28 kg/m²；③腰围：男≥90cm（2.7 尺）、女≥85cm（2.6 尺）为腹型肥胖。

（3）高血压家族史（一、二级亲属）。

（4）长期膳食高盐。

（5）长期过量饮酒（每日饮白酒 ≥100mL）。

（6）年龄≥55 岁。

3. 对非高血压高患者，建议每年至少测量 1 次血压。

三、 高血压患者随访

（一）随访方式

社区高血压患者随访，常用的方式有：门诊随访、上门随访、电话随访、互联网随访。对原发性高血压患者，每年至少面对面地随访 4 次。

（二）随访内容

1. **测量血压** 指导患者定期到社区卫生服务中心（站）监测血压，并做好相应记录，对于行动不便的患者，社区护士应上门测量血压。根据测得的血压值，分析和评价患者血压的控制情况。

2. **危急情况评估** 发现患者收缩压≥180mmHg 和（或）舒张压≥110mmHg，或出现意识改变、剧烈头痛或头晕、恶心、呕吐、视力模糊、眼痛、心悸、胸闷、喘憋不能平卧及处于妊娠期或哺乳期同时血压高于正常等情况之一，或存在不能处理的其他疾病时，需作处理后紧急转诊，并在 2 周内主动随访转诊情况。

3. **评估患者疾病情况和生活方式** 对不需紧急转诊的患者，应询问上次随访到此次随访期间的症状、疾病情况和生活方式，包括心脑血管疾病、糖尿病、吸烟、饮酒、运动、摄盐情况等。

4. **评估患者身体基本情况** 测量体重、心率，计算体重指数（BMI）。

5. **了解服药情况** 对服用降压药的高血压患者，指导其遵医嘱定时、定量服药。通过阶段性的血压测量值，评价药效。

四、 高血压患者分类干预

1. 对血压控制满意（一般高血压患者血压降至 140/90 mmHg 以下；65 岁及以上老年人，高血压患者的血压降至 150/90 mmHg 以下，如果能耐受，可进一步降至 140/90 mmHg 以下；糖尿病或慢性肾脏病患者的血压目标可以在 140/90 mmHg 基础上再适当降低）、无药物不良反应、无新发并发症或原有并发症无加重的患者，预约下一次随访时间。

2. 对第一次出现血压控制不满意，或出现药物不良反应的患者，结合其服药依从性，必要时增加现用药物剂量、更换或增加不同类型的降压药物，2 周内随访。

3. 对连续两次出现血压控制不满意或药物不良反应难以控制以及出现新的并发症或原有并发症加重的患者，建议其转诊到上级医院，2 周内主动随访转诊情况。

4. 对所有患者进行有针对性的健康教育，与患者一起制订生活方式改进目标并在下一次随访时评估进展。告诉患者出现哪些异常时应立即就诊。

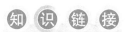

高血压诊疗关键点

1. 血压测量"三要点"：安静放松，位置规范，读数精确。

2. 诊断要点：测量血压为主，140/90 mmHg 为界，非同日 3 次测量值超标即可确诊。

3. 健康生活方式"六部曲"：限盐减重多运动，戒烟限酒心态平。

4. 治疗"三原则"：达标、平稳、综合管理。

5. 基层高血压转诊四类人群：起病急、症状重、疑继发、难控制。

五、 社区护理指导

（一）生活方式指导

对正常人群、高危人群、处于血压正常高值者，以及所有高血压患者，不论是否接受药物治疗，均需针对危险因素进行改变不良行为和生活方式的指导，消除不利于心理和身体健康的行为和习惯，达到减少高血压以及其他心血管病的发病危险，具体内容包括：

1. 减轻体重　减重对健康的利益是巨大的，一般体重每下降 10kg，收缩压可下降 5 ~ 20mmHg。高血压患者体重减少 10%，可使胰岛素抵抗、糖尿病、高脂血症和左心室肥厚改善。建议人群体重指数（BMI）控制在 24 以下，腰围：男性<90cm，女性<85cm。

2. 合理膳食　①限盐：每人每日食盐量不超过 6g（注意防止隐形盐的摄入，如咸菜、鸡精、酱油等）；②减少膳食脂肪，控制碳水化合物摄入，补充适量优质蛋白质；③增加含钾多含钙高的食物，如绿叶菜、鲜奶、豆类制品等；④戒烟，并避免被动吸烟：烟草中的尼古丁不仅能使血压一过性升高，还容易降低服药的依从性并增加降压药物的剂量；⑤限酒：大量饮酒可刺激血压波动，并容易诱发心脑血管疾病，每日饮酒量应控制在：白酒<50mL，葡萄酒<100mL，啤酒<250mL，女性应减半。

3. 增加体力活动　指导患者根据自己的身体状况决定运动种类、强度、频度和持续运动时间。中老年人可选择步行、慢跑、太极拳、门球、气功等。运动强度要因人而异，以运动时最高心率达到（170–年龄）次/分为宜。运动频度每周5～7次，每次持续30分钟。

4. 减轻精神压力　长期抑郁和精神压力过大是引起高血压的重要原因之一，指导患者放松训练，减轻精神压力并调整心态，正确对待自己、他人和社会，积极参加社会和集体活动。

（二）药物治疗指导

绝大部分高血压患者需要终身服药，通过加强药物治疗指导能增强患者服药依从性，从而使血压降至正常范围内，最大限度地降低心血管病致残和死亡的危险。在使用降压药物时要注意以下情况：

1. 遵医嘱服药　所有高血压患者一旦确诊，应在生活方式干预的同时立即启动药物治疗。对收缩压<160mmHg且舒张压<100mmHg，未合并冠心病、心力衰竭、脑卒中、外周动脉粥样硬化病、肾脏疾病或糖尿病者，单纯采用生活方式干预最多3个月，若血压仍未达标，应启动药物治疗。患者应遵医嘱按时按量服药，不能根据自身感觉擅自停药、减少药物剂量或更换药物等。

2. 个体化原则　降压药物的选择和治疗方案的确定应坚持个体化的原则，通过合理的治疗方案和坚持服药，一般患者在治疗后3～6个月内血压控制能达到目标值。

3. 观察药物副作用　服用血管紧张素转化酶抑制剂（ACEI）和血管紧张素Ⅱ受体阻滞剂（ARB）类降压药可引起咳嗽、血管神经水肿。β受体阻滞剂可引起心动过缓、支气管痉挛。钙通道阻滞剂可引起头痛、水肿。利尿剂可引起血钾降低。一旦出现不良反应，应立即通知医师处理。

4. 预防和处理体位性低血压　许多降压药物都有体位性低血压的副作用，出现晕倒、眩晕、头昏眼花、恶心等症状。护士应指导患者预防和处理的方法：①避免用过热的水洗澡，不宜大量饮酒；②避免过久站立，特别是服药后的最初几小时；变换姿势时动作宜缓慢；③服药时间可选在平静休息时，服药后继续休息一段时间再下床活动；睡前服药，应防夜间起床排尿时晕倒；④下床活动时应穿上弹性袜，促进下肢静脉回流，减少下肢的血液淤积；⑤发生体位性低血压时应立即采取仰卧位，将下肢抬高，增加脑血流量。

（三）血压监测

指导患者及家属正确测量血压，以监测服药与血压的关系，并记录。告知患者及家属测量血压应做到"四定"：定时间、定部位、定体位、定血压计。上午6：00~8：00时和下午4：00~8：00时是全天血压的高峰期，应指导患者在此时间测量血压，以便了解高峰血压水平。服用短效降压药者宜在服药后2小时测量血压，中效降压药宜在服药后2~4小时测量，长效降压药宜在服药后3~6小时测量，以监测药物治疗效果。方案调整或血压不稳时，一般要连续监测血压2~4周，以了解新方案的疗效。

（四）院前急救指导

一旦患者出现意识改变、剧烈头痛或头晕、恶心、呕吐、视力模糊等高血压急症表现，应迅速让患者绝对卧床休息，抬高床头，避免一切不良刺激，放松心情，保持呼吸道通畅，及时送往医院治疗。

（五）定期健康体检

原发性高血压患者，应指导其每年进行1次健康检查，内容包括体温、脉搏、呼吸、血压、身高、体重、腰围、皮肤、浅表淋巴结、心脏、肺部、腹部等常规体格检查，并对口腔、视力、听力和运动功能等进行判断。

项目三　糖尿病患者的护理与管理

📚 **案例导入**

黄某，男，55岁，父母均患有高血压、动脉硬化。最近经常感觉口渴，尿频，来社区医院检查，空腹血浆葡萄糖水平7.6mmol/L，血压145/95mmHg。

问题：

（1）黄某存在哪些健康问题或疾病的危险因素？

（2）如果你是接诊护士，应该如何对黄某进行健康指导？

一、概述

糖尿病（diabetes mellitus，DM）是一组由胰岛素分泌绝对或相对不足所引起的糖、蛋白质、脂肪、水和电解质等代谢紊乱的临床综合征。糖尿病的发生与遗传和环境因素相互作用有关，临床以高血糖为主要特点。糖尿病可引起酮症酸中毒、高渗性昏迷等急性代谢紊乱，也可造成多个靶器官，甚至多个系统损害，常累及心、脑、肾、眼底，重者可以致残、致死。糖尿病分为1型、2型、妊娠型、其他特殊类型四类，其中2型占糖尿病患者总数的 90%，多见于中老年人。糖尿病是社区常见病、多发病，其防治与社区管理是社区卫生服务的重要任务。

（一）流行病学特点

糖尿病已成为发达国家继心血管疾病和肿瘤之后的第三大慢性病。据国际糖尿病联盟（IDF）统计：2015 年全球有 4.15 亿人患糖尿病，预计到 2040 年将达到 6.42 亿。据国家卫生和计划生育委员会统计，2015 年我国糖尿病患病人数约 1.1 亿，位居世界第一，预计到 2040 年将达到 1.5 亿。研究表明，我国糖尿病患病率呈"北高南低、东高西低"的分布特征，城市高于农村，且发病年龄呈年轻化趋势，以中年人糖尿病的发病率增长最为迅速。在 2 型糖尿病患者中约 50% 发病在 55 岁以后。女性发病高峰在 60 岁，男性在 70 岁。年龄越大，患糖尿病的几率越大。IDF 报告表明，2015 年我国有 130 万人死于糖尿病及相关并发症，其中 40.8% 的人年龄低于 60 岁。

（二）危险因素

糖尿病的病因和发病机制复杂，目前普遍认为糖尿病的发生主要与人类生物学因素、个人行为因素和环境因素有关。1 型糖尿病多与免疫因素有关，在我国糖尿病患者中，绝大多数是 2 型糖尿病，与个人行为因素和环境因素有关。

1. **不可改变的危险因素**　如遗传、年龄和先天子宫内营养不良。遗传学研究表明，糖尿病发病率在血统亲属中与非血统亲属中有明显差异，前者是后者的 5 倍，其中 2 型糖尿病的遗传倾向更为明显。糖尿病的发病危险度随着年龄的增长而增加。最新研究显示，如果先天子宫内营养不良，低体重儿在成年后肥胖，则发生糖尿病和胰岛素抵抗的几率会大大增加。

2. **可改变的行为因素**　主要包括不合理膳食（高热量、高脂肪、高胆固醇、低纤维素饮食等）、不良生活方式（饮酒、缺少运动）、肥胖和精神因素。

3. **其他**　1 型糖尿病与柯萨奇 B4 病毒、腮腺炎病毒、EB 病毒、风疹病毒感染有关。持续性的病毒感染可引起自身免疫反应，T 淋巴细胞亚群的改变与 2 型糖尿病自身免疫反应致病有关。此外，某些化学毒物或药物可影响糖代谢，并引起葡萄糖不耐受，体质敏感者可发生糖尿病。

（三）诊断标准

1999 年 10 月，我国糖尿病协会采用 WHO 公布的糖尿病诊断标准协商报告，提出糖尿病诊断标准为：有糖尿病症状（多尿、烦渴多饮、体重减轻），同时有以下任意一条：任意时间血浆葡萄糖水平 ≥ 11.1 mmol/L（200mg/dL），或空腹血糖 ≥ 7.0 mmol/L（126mg/dL），或葡萄糖耐量试验（OGTT）中 2 小时葡萄糖水平（2hPG）≥ 11.1 mmol/L（200mg/dL），即可诊断为糖尿病。

对于空腹血糖为 5.6～6.9mmol/L 者，诊断为空腹血糖调节受损；对于 2hPG 为 7.8～

11.0mmol/L 者，诊断为糖耐量受损，是葡糖糖不耐受的一种类型。空腹血糖调节受损和糖耐量受损均属于糖调节受损，即血糖水平高出正常但尚未达到糖尿病诊断水平。

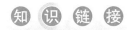

空腹血浆葡萄糖

空腹血浆葡萄糖（fasting blood glucose，FBG）正常值为 3.9~6.0mmol/L（70~108mg/dL）。空腹是指 8~10 小时内无任何热量的摄入。

（四）典型症状与并发症

糖尿病常见的健康问题包括糖尿病症状、急性并发症、慢性并发症等。典型症状表现为"三多一少"，即多尿、多饮、多食和体重减轻。常伴有疲劳、乏力、皮肤瘙痒、容易感染、伤口不易愈合、便秘、腹泻等。急性并发症以低血糖反应和酮症酸中毒多见。慢性并发症主要包括心脑血管病、糖尿病肾病、糖尿病眼病、糖尿病足等。

二、 糖尿病患者筛查

早期筛查可以有效防止糖尿病（尤其是 2 型糖尿病）并发症发生，降低致残率与死亡率。2017 年美国糖尿病协会（ADA）指出，45 岁以上，无论是否有糖尿病高危因素，均应开始进行筛查，若检查结果正常，至少每 3 年复查一次。我国《糖尿病筛查和诊断》提出，成年人 2 型糖尿病患者中，半数以上在疾病的早期无明显的临床症状，确诊时已存在各种临床或亚临床状态的并发症。在儿童和青少年中，近年来随着肥胖人群的增多，2 型糖尿病的患病率已显著高于 1 型糖尿病的患病率。早期筛查有助于尽早发现糖尿病，提高糖尿病及其并发症的防治水平。

1. 成年人的糖尿病筛查 成年人（>18 岁）中具有下列任意一项及以上者为糖尿病高危人群：年龄≥40 岁；既往有葡萄糖调节受损（IGR）史；超重或肥胖，和（或）腹型肥胖；静坐的生活方式；一级亲属中有 2 型糖尿病家族史；有巨大儿生产史或妊娠期糖尿病（GDM）史的妇女；高血压；血脂、甘油三酯异常或正在接受调脂治疗；动脉粥样硬化性心脑血管疾病患者；有一过性的类固醇性糖尿病病史者；长期接受抗精神病药物治疗者等。对于有糖尿病高危因素的成年人，不论年龄大小，建议尽早做空腹血糖检查（条件允许时，可检测空腹血糖和 OGTT 2 小时血糖），每年至少测量 1 次，并接受医务人员的健康指导。

2. 儿童和青少年的糖尿病筛查 儿童和青少年（≤18 岁）中，超重（BMI>相应年龄、性别的第 85 百分位）或肥胖（BMI>相应年龄、性别的第 95 百分位）且合并下列任何一个危险因素者为糖尿病高危人群：一级或二级亲属中有 2 型糖尿病家族史者；存在与胰岛素抵抗相关的临床状态者（如黑棘皮症、高血压、血脂异常）；母亲怀孕时有糖尿病史或被诊断为妊娠期糖尿病者。宜从 10 岁开始筛查，对于青春期提前的个体则推荐从青春期开始，首次筛查结果正常者，宜每 3 年至少重复筛查 1 次。

三、 糖尿病患者随访

对于已确诊的 2 型糖尿病患者，每年提供 4 次免费空腹血糖检测，至少进行 4 次面对面随访。

1. 测量空腹血糖和血压，并评估是否存在危急情况，如出现血糖≥16.7 mmol/L 或血糖≤3.9 mmol/L；收缩压≥180 mmHg 和/或舒张压≥110 mmHg ；有意识或行为改变、深大呼吸、呼气有烂苹果样味、心悸、出汗、食欲减退、恶心、呕吐、多饮、多尿、腹痛、皮肤潮红；持续性心动过速（心率超过 100 次/分钟）；体温超过 39℃；或有其他的突发异常情况，如视力突然骤降、妊娠期及哺乳期血糖高于正常等危险情况之一，或存在不能处理的其他疾病时，需在处理后紧急转诊。对于紧急转诊者，村卫生室、乡镇卫生院、社区卫生服务中心（站）应在 2 周内主动随访转诊情况。

2. 对不需紧急转诊者，询问上次随访到此次随访期间的症状。

3. 测量体重，计算体重指数（BMI），检查足背动脉搏动。

4. 询问患者疾病情况和生活方式，包括心脑血管疾病、吸烟、饮酒、运动、主食摄入情况等。

5. 了解患者服药情况。

四、 糖尿病患者分类干预

对于已确诊的 2 型糖尿病患者，每年进行 1 次较全面的健康体检，体检可与随访相结合。内容包括体温、脉搏、呼吸、血压、空腹血糖、身高、体重、腰围、皮肤、浅表淋巴结、心脏、肺部、腹部等常规体格检查，并对口腔、视力、听力和运动功能等进行判断。

根据患者的具体情况，对处于不同健康状况的糖尿病患者给予针对性的干预措施。

1. 对血糖控制满意（空腹血糖值<7.0 mmol/L），无药物不良反应、无新发并发症或原有并发症无加重的患者，预约下一次随访。

2. 对第一次出现空腹血糖控制不满意（空腹血糖值≥7.0 mmol/L）或药物不良反应的患者，结合其服药依从情况进行指导，必要时增加现有药物剂量、更换或增加不同类的降糖药物，2 周时随访。

3. 对连续两次出现空腹血糖控制不满意或药物不良反应难以控制，以及出现新的并发症或原有并发症加重的患者，建议其转诊到上级医院，2周内主动随访转诊情况。

4. 对所有的患者进行针对性的健康教育，与患者一起制订生活方式改进目标并在下一次随访时评估进展。告诉患者出现哪些异常时应立即就诊。

五、 社区护理指导

（一）饮食指导

合理饮食是糖尿病治疗的基本措施，任何类型的糖尿病，无论是否采用药治疗，都必须严格坚持饮食治疗。合理饮食可以纠正代谢紊乱，减轻胰岛负荷，控制体重，降低餐后高血糖，有利于防治并发症。

1. 营养摄入量指导

（1）能量 糖尿病患者能量摄入按照105kJ（25kcal）/（kg·d） ~126（30kcal）/（kg·d）计算。再根据患者身高、体重、性别、年龄、活动度、应激状况等进行系数调整，见表7-3。

表7-3 成人糖尿病患者每日能量供给量 kJ/kg（kcal/kg）

劳动活动强度	体重过低	正常体重	超重/肥胖
重体力活动（如搬运工）	188~209（45~50）	167（40）	146（35）
中体力活动（如电工安装）	167（40）	125~146（30~35）	125（30）
轻体力活动（如坐式工作）	146（35）	104~125（25~30）	84~104（20~25）
休息状态（如卧床）	104~125（25~30）	84~104（20~25）	62~84（15~20）

注：①WHO标准体重参考计算方法：（男性）标准体重=［身高（cm）－100］×0.9（kg）；（女性）标准体重=［身高（cm）－100］×0.9（kg）－2.5（kg）；②根据我国提出体质指数（BMI）的判断标准，BMI≤18.5为体重过低，18.5~24.0为正常体重，BMI≥24~28为超重，BMI≥28.0为肥胖。

（2）脂肪 每日脂肪摄入量占总能量比不超过30%，超重或肥胖者不超过25%。胆固醇摄入每天不超过300mg，血胆固醇高者不超过200mg。

（3）蛋白质 宜占总能量的10%~15%，成年患者推荐0.8g/（kg·d）~1.0g/（kg·d），其中至少1/3应来自动物类食物和（或）大豆制品。糖尿病肾病患者应进一步限制总蛋白质入量。

（4）碳水化合物 宜占总能量的50%~60%。多选择血糖生成指数（GI）或血糖负荷（GL）低的食物，限制精制糖摄入。

（5）矿物质、维生素 适量补充维生素B、C、D以及铬、锌、硒、镁、铁、锰等多种微量营养素。长期服用二甲双胍者应防止维生素B_{12}缺乏。

（6）膳食纤维 根据每日摄入能量，按14g/4200kJ（1000kcal）的量摄入。

2. 膳食原则

（1）平衡膳食　食物多样化、营养合理。主食粗细搭配，副食荤素搭配。

（2）定时定量进餐　早、中、晚三餐的能量应分别控制在总能量的 20% ~ 30%、30% ~ 35%、30% ~ 35%。分餐能量占总能量的 10%，以防低血糖发生。

（3）膳食计划个体化和营养教育　根据患者的文化背景、生活方式、血糖控制方法及状况、经济条件和教育程度进行膳食安排和营养教育。

（4）食物选择　结合患者的饮食习惯和食物喜好，选择低脂肪、高膳食纤维、低 GI/GL 食物作为交换食物。

（5）限制饮酒　每周饮酒不应超过 2 次。女性一日饮用酒的酒精含量不超过 15g，男性不超过 25g。

（6）甜味剂　可适量摄入糖醇类和非营养性甜味剂，但由甜味剂制作的高脂肪食品对血糖仍有影响。

（7）烹调方式　选择少油烹调，不用煎、炒、炸等烹调。每日烹调用盐限制在 5g 以内，合并高血压或肾脏疾病的患者应限制在每日 3g。

（8）吃动平衡　保持运动前、中、后心率适宜，控制运动中心率在（170-年龄）次/分左右，保持进食能量与消耗量相匹配，减轻胰岛素抵抗，改善代谢状态。

3. 膳食指导处方　糖尿病膳食指导处方是以计算能量和宏量营养素为基础，配合食物交换份法安排一日餐次，应用膳食原则选择食物。

（1）计算每日营养需要量　按照代谢状态，以能量和营养素需要量为基础，计算每日所需蛋白质、脂肪、碳水化合物、膳食纤维量并提供丰富的维生素及矿物质。

（2）计算每日食品交换份份数　按照计算总能量除以 90 得出所需总交换份数。参考食物交换份表（详见附录三）分配食物，把各类食物份数合理地分配于各餐次。

（3）根据膳食原则及交换份选择食物　详见附录三。

（二）运动指导

运动能促进糖代谢，提高胰岛素在周围组织中的敏感性，可增加肌肉细胞对能量的利用。

1. 运动前后身体检查　检查项目包括血糖、尿常规、心电图或运动试验、眼底、足部和关节等，以排除危险因素，确保安全。

2. 运动项目与运动量　选择规律、有序、适度的有氧运动形式，如步行、慢跑、游泳、爬楼梯、骑自行车、打球、跳舞和打太极拳等，最好安排在餐后 30 ~ 60 分钟进行，每周 3 ~ 5 次，每次 15 ~ 30 分钟，以达到 40% ~ 85% 的最大耗氧量。运动中控制心率在（170-年龄）次/分左右。运动后检查皮肤、足部、关节。有并发症的患者避免高强度运动，应与医师商定运动计划。

3. 注意运动安全　运动时，衣裤、鞋袜要合体舒适。

（三）药物治疗指导

糖尿病药物治疗包括口服降糖药物治疗和胰岛素治疗。指导患者了解常用药物的副作用，遵医嘱正确用药。如需注射胰岛素，则应教会患者自我注射和保存药物的正确方法，以及避免低血糖发生的方法等。

（四）血糖自测指导

指导糖尿病患者进行病情的自我监测与定期复查，以便及时了解血糖控制情况，为非药物治疗和药物治疗方案调整提供依据，也有助于早期发现糖尿病急慢性并发症，早期治疗，减少不良后果发生。

（五）并发症护理

1. 预防感染　糖尿病患者因体内糖、蛋白质、脂肪代谢紊乱，抵抗力低，容易合并各种感染，使糖尿病病情加剧，甚至诱发酮症酸中毒。应指导糖尿病患者注意个人卫生，平时勤洗澡、勤更衣，保持皮肤清洁，注意预防感冒，一旦出现发热和其他症状，及早就医。

2. 足部护理　糖尿病患者，尤其是合并动脉硬化者，其足部溃疡、坏疽的发生率是非糖尿病患者的 17 倍。63% 的糖尿病足部溃疡可见关键性的三联征：神经病变、足外伤和足畸形。三者形成恶性循环，最终加速溃疡的恶化。因此，应指导糖尿病患者注意保护足部皮肤。做到每天仔细检查足部有无外伤、鸡眼、水泡、趾甲异常等；穿舒适的鞋袜，不穿高跟鞋、露脚尖的鞋或拖鞋等；每日用 50～60℃ 的温水泡脚，保持趾间清洁干燥；冬季注意足部保暖；修剪趾甲要注意剪平，切忌过度修剪致甲床受伤；坚持足部和小腿运动，以促进下肢血液循环。

3. 低血糖患者的护理　低血糖是糖尿病治疗过程中常见的急性并发症，社区护士应指导患者及家属有效预防和处理低血糖反应。

（1）低血糖的预防　让患者了解有关低血糖的症状；指导患者严格按医嘱用药，及时按血糖情况调整剂量；用药后按计划进食，定时定量；适当控制活动量；运动或外出时要自备糖块以备急用；随身携带糖尿病病情卡，卡上注明姓名、诊断、电话等，以便发生严重低血糖时，他人能够了解病情，紧急施救并通知家人。

（2）低血糖反应　有头晕、心慌、出汗、脸色苍白、手足颤抖，饥饿、全身软弱无力，反应迟钝，昏昏欲睡，步态不稳，视力模糊，个别患者会发生全身抽搐。

（3）低血糖的处理　一旦出现低血糖反应，应立即进食糖类食品或饮料。进食后宜休息 10～15 分钟，如 15 分钟后仍感身体不适，可再给予罐头、水果、糕点、饼干等含糖食物。若低血糖反应持续发作，应立即将患者送医院进行救治。

（六）加强支持系统的作用

可在社区成立糖尿病俱乐部并开展相应的活动，使患者之间相互沟通，相互支持。同时发掘社区资源，利用患者的家人、朋友、社区工作者、志愿者等力量，加强患者的健康责任感，使其主动的参与、积极配合疾病的管理，并进行心理的调适，控制病情的发展，预防并发症，提高生存质量。

项目四　冠心病患者的护理与管理

案例导入

李某，男，50岁，机关干部，平日锻炼较少，应酬较多。近半年来经常出现心前区疼痛，呈膨胀性或压迫感，多于劳累、饭后发作，每次持续3～5分钟，休息后减轻。近日，心前区疼痛逐渐频繁，且休息时发作，来社区医院就诊，诊断为冠心病。

问题：

（1）李某发生冠心病的危险因素有哪些？

（2）社区护士应该向李先生提供哪些健康指导？

一、概述

（一）流行病学特点

冠状动脉粥样硬化性心脏病（coronary atherosclerotic heart disease）简称冠心病，是冠状动脉发生粥样硬化，使血管腔狭窄、堵塞，导致心肌缺血缺氧或坏死而引起的一系列临床情况。冠心病早已成为发达国家人群健康的主要杀手。2014年《中国心血管病报告》数据显示：我国城市冠心病的患病率为15.9%，农村为4.8%，城乡合计为7.7%；2002年至2013年间，冠心病死亡率总体上呈上升态势；2013年城市居民冠心病死亡率为100.86/10万，农村居民为98.68/10万，男性高于女性；每年冠状动脉经皮介入治疗接近50万例，其中绝大部分患者经过血运重建治疗，病情平稳后可以在基层医疗机构进行观察和管理。

（二）危险因素

冠心病的病因尚未完全明确，目前认为是多种因素作用于不同环节所致。

1. 主要危险因素

（1）年龄、性别　冠心病多见于40岁以上人群，49岁以后进展较快。女性发病率较低，但在更年期以后发病率增加。

（2）血脂异常　脂质代谢异常是动脉粥样硬化最重要的危险因素。

（3）高血压　血压增高与冠心病密切相关。60%～70%的冠状动脉粥样硬化患者有高血压史，高血压患者罹患冠心病的几率是血压正常者的3～4倍。

（4）吸烟　吸烟可造成动脉壁氧含量不足，促进动脉粥样硬化的形成。吸烟者和不吸烟者相比，冠心病的发病率和病死率增高2～6倍。被动吸烟也是冠心病的危险因素。

（5）糖尿病和糖耐量异常　糖尿病患者中冠心病发病率较非糖尿病者高2倍。糖耐量减低者中也常见冠心病患者。

2. 次要危险因素　包括肥胖，缺少体力活动，进食过多的动物脂肪、胆固醇、糖和钠盐，遗传因素，A型性格等。

（三）临床特点

1. 症状和体征

（1）症状　①胸痛：多在活动时发作，饱餐、遇冷空气、情绪激动及晨起更易出现。多位于胸部正中的胸骨后和（或）左胸（心前区），可向后背部、左肩、左臂、左手手指及颈、咽、下颌放射，位置多固定。疼痛多呈紧缩、压迫或烧灼感，也可表现为闷痛，伴有紧张和濒死的感觉。持续时间约3～5分钟，一般小于20分钟。疼痛发作时，休息可缓解，服用硝酸甘油和速效救心丸可缩短发作时间。胸痛也可出现在安静状态下或夜间，由冠状动脉痉挛所致，也称变异型心绞痛。如胸痛性质发生变化、新近出现的进行性胸痛、痛阈逐步下降，以至稍事体力活动或情绪激动甚至休息或熟睡时亦可发作；疼痛逐渐加剧、变频，持续时间延长，去除诱因或含服硝酸甘油不能缓解，此时往往怀疑不稳定心绞痛。发生心肌梗死时胸痛剧烈，持续时间长，常常超过半小时，硝酸甘油不能缓解。②全身伴随症状：如恶心、呕吐、发热，甚至发绀、血压下降、休克、心衰等。

（2）体征　心绞痛发作时，患者可出现心率加快、血压升高、面色苍白、出冷汗，心尖区听诊时可出现奔马律，可闻及短暂收缩期杂音。并发室间隔穿孔、乳头肌功能不全者，可于相应部位听到杂音。心律失常时听诊心律不规则。

2. 分型

（1）根据病理解剖和病理生理变化　分为隐匿型或无症状型冠心病、心绞痛、心肌梗死、缺血性心肌病、猝死五种类型。

（2）根据发病特点和治疗原则　分为急性冠状动脉综合征和慢性冠脉病或称慢性缺血综合征两类。前者包括不稳定型心绞痛、非ST段抬高性心肌梗死、ST段抬高性心肌梗死和冠心病猝死；后者包括稳定型心绞痛、缺血性心肌病和隐匿型冠心病。

3. 并发症　冠心病可并发心律失常、心力衰竭、心源性休克等。

二、 冠心病患者筛查

（一） 机会性筛查

在各级医疗机构进行日常诊疗过程中检测发现心电图异常表现者，如健康体检、单位医务室等偶然发现心电图异常者。

（二） 重点人群筛查

35 岁首诊行心电图检查。冠心病易患人群，建议每半年检查心电图，必要时可行活动平板检查或冠状动脉 CT 检查。

三、 冠心病的预防

（一） 一级预防

一级预防是指减少或控制冠心病的易患因素，降低冠心病发病率，是中老年人应当进行的主要预防。措施包括：控制血压（BP<130/80 mmHg）；合理饮食结构及热量摄入，避免体重超重；防治高脂血症，降低血脂水平；戒烟、控制饮酒；积极治疗糖尿病；饮用硬水，软水地区应当补充钙、镁；避免长期精神紧张、过分激动；积极参加体育锻炼。

（二） 二级预防

二级预防是对已患冠心病的患者采用药物或非药物的措施，预防疾病复发或病情加重。二级预防推荐用药包括抗血小板药物、β受体阻滞剂、ACEI/ARB、他汀类药物；非药物措施如患者评估、患者教育、日常活动指导、心理支持、心脏康复等。

（三） 三级预防

三级预防的目标是减少后遗症和并发症的发生，提高生活质量。措施包括强化生活方式改变和提供康复服务指导，以减少心肌梗死和其他心血管疾病风险。

四、 社区护理指导

基层医疗卫生机构的主要任务是为诊断明确、病情稳定的冠心病稳定期和康复期患者提供康复、护理服务，开展健康教育，指导患者控制危险因素。

（一） 建立专病档案

冠心病患者健康档案和专病档案，是基层医疗卫生机构对患者进行常规体检和定期体检的信息记录，是开展患者随访、基本治疗、康复治疗、健康教育，指导患者自我健康管理，实施双向转诊的基础。

（二） 控制危险因素

斑块稳定性是影响冠心病发生和发展的主要决定因素，通过有效的二级预防，综合控制多种危险因素，能促使易损斑块稳定，降低再次心肌梗死和猝死的发生，提高冠心病患者总体生存率，减少血运重建。

（三）患者评估与危险分层

综合患者既往史、发病情况、冠心病的危险因素、用药情况、平常的生活方式和运动习惯、常规辅助检查，以及心理评估等，对患者进行评估，并进行危险分层，见表7-4。

表7-4　冠心病患者的危险分层

危险分层	运动或恢复期症状及心电图改变	心律失常	再血管化后并发症	心理障碍	左心室射血分数	功能储备（METs）	血肌钙蛋白浓度
低危	运动或恢复期无心绞痛症状或心电图缺血改变	无休息或运动引起的复杂心律失常	AMI溶栓血管再通，PCI或CABG后血管再通且无合并症	无焦虑、抑郁等心理障碍	>50%	>7.0	正常
中危	中度运动（5.0～6.9METs）或恢复期出现心绞痛症状或心电图缺血改变	休息或运动时未出现复杂室性心律失常	AMI、PCI或CABG后无合并心源性休克或心力衰竭	无严重心理障碍（焦虑、抑郁等）	40%～50%	5.0～7.0	正常
高危	低水平动（<5.0METs）或恢复期出现心绞痛症状或心电图缺血改变	休息或运动时出现复杂室性心律失常	AMI、PCI或CABG后合并心源性休克或心力衰竭	严重心理障碍	<40%	<5.0	升高

注：低危指每一项都存在时为低危，高危指存在任何一项为高危；AMI为急性心肌梗死；PCI为经皮冠状动脉介入治疗；CABG为冠状动脉旁路移植术；METs为代谢当量。

（四）健康教育

1. 避免诱发因素　如过劳、情绪激动、饱餐、用力排便、寒冷刺激等。

2. 疾病知识指导　教会患者及家属识别发病的先兆和症状，以及缓解的方法。告知患者随身携带急救卡。教会患者识别胸痛等不适症状是否与心脏病相关的方法。告诉患者出现以下任一情况，应紧急处置：①持续胸痛伴有大汗或者严重呼吸困难、不能平卧；②神情痛苦、烦躁不安，有濒死感或淡漠；③面色苍白、呼吸急促；④心率过快（≥100次/分）或过慢（≤60次/分）；⑤血压过高（≥160/110mmHg）或过低（≤90/60mmHg）。处置步骤为：停止正在从事的任何事情；马上坐下或躺下；如果症状1～2分钟后没有缓解，立即舌下含服硝酸甘油1片（0.5mg）；若3～5分钟后症状不缓解或加重，再舌下含服1片；必要时5分钟后再含服1片。如经上述处理后症状仍不缓解，或没有备用硝酸甘油，应马上呼叫急救电话，就近就医。

3. 药物使用指导　药物治疗是冠心病治疗的基础。对无药物不良反应者，建议维持目前药物治疗方案，观察治疗反应，督促患者每月随访；告知患者在服用抗心绞痛药物治疗中可能会出现的不良反应及注意事项；告知患者冠心病药物治疗应长期坚持，切忌症状好转自行减药或停药；告知患者应随身携带硝酸甘油片，注意避光保存，定期检查有效期并更换，以防药效降低。如果患者出现药物不良反应，建议并协助其转诊到上级医院，并在 1 周内随访。对有中医药治疗需求的患者，建议每月进行 1 次中医辨证，根据辨证结果调整处方用药。

（五）日常生活指导

1. 合理膳食　冠心病患者宜摄入低热量、低脂、低胆固醇、低盐饮食，多食蔬菜、水果和粗纤维，避免暴饮暴食，宜少量多餐。

2. 戒烟限酒　彻底戒烟，并远离烟草环境，避免二手烟的危害。严格控制酒精的摄入，有饮酒习惯者，成年男性饮用酒精量≤25 g/d，成年女性饮用酒精量≤15 g/d。

3. 控制体质量　鼓励患者通过体力活动、降低热量摄入来维持或降低体质量。超重和肥胖者在 6~12 个月内减轻体质量 5%~10%，使 BMI 维持在正常范围。

4. 调节血脂　维持健康的生活方式，减少饱和脂肪酸占总热量的比例（<7%），减少反式脂肪酸和胆固醇的摄入（<200 mg/d），增加植物固醇的摄入（2 g/d）。

5. 日常活动　指导患者尽早恢复日常活动，是冠心病康复的主要任务之一。

（1）开车　一般而言，病情稳定 1 周后可开始尝试驾驶活动，但应避免在承受压力或精神紧张等情况下驾驶。心脏事件后伴有心肺复苏、低血压、严重心律失常、重度传导阻滞或心力衰竭者，应延缓驾驶时间至 3 周以上。

（2）乘坐飞机　心脏事件后，静息状态下无心绞痛发作、无呼吸困难及低氧血症，并且对乘坐飞机无恐惧心理的患者，2 周内可乘坐飞机，但必须有伴同行，并备用硝酸甘油。

（3）性生活　一般情况下，患者出院 2~4 周后，若能够在 10~15 秒内爬完 20 步楼梯而不感呼吸急促、胸痛，心率与安静时相比每分钟增加不超过 20~30 次，可重新开始性生活。

（六）情绪管理和睡眠管理

1. 情绪管理　情绪管理应贯穿冠心病全程管理的始终，以识别患者的精神心理问题，并给予对症处理。心肌梗死对患者及家属都是一种严重打击，突发事件给患者的生活带来巨大变化，使患者出现焦虑、抑郁症状。护士应加强患者的情绪管理，措施如下：①评估患者的精神心理状态；②了解患者对疾病的担忧，了解患者的生活环境、经济状况、社会支持情况，给予针对性指导；③通过一对一方式或小组干预对患者进行健康教育和咨询，并促进患者伴侣、家庭成员、朋友等积极参与；④对轻度焦虑、抑郁者配合运动康复进行治疗，症状明显者指导接受药物治疗。

2. 睡眠管理　冠心病患者失眠常因心血管疾病症状、冠状动脉缺血导致心脑综合征、心血管药物、心血管手术后不适、因疾病继发焦虑抑郁、睡眠呼吸暂停等而失眠。指导患者在失眠的急性期尽早使用镇静安眠药物，短程、足量、足疗程治疗。同时给予患者安慰、关心与支持；指导患者适当活动，以缓解紧张情绪，改善睡眠；指导患者记录睡眠日记，了解患者睡眠行为，纠正患者不正确的失眠认知和不正确的睡眠习惯。

（七）康复指导

冠心病患者的社区康复，是为心血管事件 1 年后的院外患者提供预防和康复服务，以减少心肌梗死或其他心血管疾病风险。关键是强化生活方式改变和指导患者继续进行运动康复。运动康复包括有氧运动、阻抗运动及柔韧性训练，其中，有氧运动是基础。患者每周应进行中等强度有氧运动 3 ~ 5 次，每次持续 30 ~ 90 分钟。如运动中出现胸痛并向臂部、耳部、颌部、背部放射，头昏目眩，过度劳累，气短，出汗过多，恶心呕吐，脉搏不规则等，应马上停止运动。

（八）定期随访

定期随访可对冠心病患者的生活方式调整、危险因素控制以及心脏康复与二级预防措施的落实情况进行评估、监督，从而提高治疗依从性，确保二级预防的安全性、有效性，降低患者再发心血管事件的风险，改善患者整体健康水平。护士应积极参与冠心病随访系统的建立，并指导患者定期随访。

项目五　慢性阻塞性肺疾病患者的护理与管理

案例导入

甘某，男，65 岁。曾经在矿山工作 15 年，吸烟 20 年。最近因天气变化而受凉，出现咳嗽、咳痰伴呼吸困难加重 2 天，来社区医院就诊。社区护士见其取端坐位，球结膜轻度水肿，口唇发绀，呼吸呈喘息样。听诊肺部闻及散在哮鸣音，肺底有少许湿性啰音。动脉血气分析示 pH 7.21，$PaCO_2$ 65mmHg，PaO_2 52mmHg。

问题：

（1）甘某的主要健康问题是什么？

（2）社区护士应如何对甘先生进行健康指导？

一、慢性阻塞性肺疾病概述

慢性阻塞性肺疾病（chronic obstructive pulmonary disease，COPD），简称慢阻肺，是最常见的慢性呼吸系统疾病，患病率高，疾病负担重，对我国居民健康构成严重威胁。慢阻肺是可以预防和治疗的疾病。早期发现、早期诊断、定期监测和长期管理，可以减缓患者肺功能下降，减轻呼吸道症状，减少急性加重发生率，改善患者的生存质量，降低疾病负担。

（一）流行病学特点

慢阻肺已成为一个重要的公共卫生问题。在世界范围内，慢阻肺死亡占死因排行第四位。2015 年《中国居民营养与慢性病状况报告》显示，我国 40 岁及以上人群慢阻肺的患病率约为 9.9%。近期中国疾病预防控制中心疾病负担研究结果显示，慢阻肺的疾病负担仅次于脑血管疾病、后背部和颈部疼痛、缺血性心脏病。慢阻肺早期症状隐匿，患者就诊时往往已是疾病的中晚期。并发慢性呼吸衰竭和肺心病后，医疗花费巨大，治疗效果却不理想。目前，我国还存在慢阻肺漏诊、误诊、治疗不规范的现象。

（二）危险因素

慢阻肺的确切病因尚不清楚，目前认为是个体易感因素和环境因素相互作用的结果。

1. 吸烟　吸烟是重要的发病因素。吸烟者慢性支气管炎的患病率比不吸烟者高 2~8 倍，吸烟时间越长，吸烟量越大，慢阻肺患病率越高。

2. 职业性粉尘和化学物质　接触职业粉尘及化学物质，如烟雾、变应原、工业废气及室内空气污染等，浓度过高或时间过长时，均可导致慢阻肺的发生。

3. 空气污染　大气中的二氧化硫、二氧化氮、氯气等有害气体及微小颗粒物可损伤气道黏膜上皮，使纤毛清除功能下降，黏液分泌增加，并为细菌感染创造条件。

4. 感染　感染是慢阻肺发生发展的重要因素之一。

5. 蛋白酶-抗蛋白酶失衡　蛋白酶增多和 α_1-抗胰蛋白酶（$\alpha_1 - AT$）不足均可导致组织结构破坏产生肺气肿。

6. 其他　机体的内在因素如呼吸道防御功能及免疫功能降低、自主神经功能失调、营养、气温的突变等都可能参与慢阻肺的发生、发展。

（三）临床特点

1. 症状和体征　慢阻肺是一种气流受限性肺部疾病，病程呈进行性发展。

（1）症状　①慢性咳嗽、咳痰；②呼吸困难：是慢阻肺的标志性症状，早期在劳力时出现，以后逐渐加重，以致在日常生活甚至休息时也感到气短。在慢阻肺急性加重期，支气管分泌物增加致通气功能障碍加剧，呼吸困难加重，严重者出现呼吸衰竭。③全身性症状：晚期常见体重下降、食欲减退、营养不良、抑郁症状等。

（2）体征　早期体征不明显，随着疾病的进展，可出现胸廓前后径增大，肋间隙增宽，剑突下胸骨下角增宽，呈桶状胸；部分患者呼吸运动减弱、呼吸浅快，严重者可有缩唇呼吸；双侧语颤减弱或消失；肺部过清音，心浊音界缩小或不易叩出，肺下界和肝浊音界下降；双肺呼吸音减弱，呼气延长，部分患者可闻及湿性啰音和（或）干性啰音。

2. 分期　慢阻肺按病程可分为急性加重期和稳定期，前者指在短期内咳嗽、咳痰、气短和（或）喘息加重、痰量增多，呈脓性或黏液脓性痰，伴发热等症状；稳定期指患者咳嗽、咳痰、气短等症状稳定或减轻。

3. 并发症　如慢性呼吸衰竭、自发性气胸、慢性肺源性心脏病等。

二、 慢性阻塞性肺疾病患者筛查

对有慢性咳嗽、咳痰、呼吸困难、喘息或胸闷症状，或 35 岁及以上有吸烟史的人群，或 35 岁及以上有职业粉尘暴露史、化学物质接触史、生物燃料烟雾接触史的人群，首次就诊时进行肺通气功能检测。以后每年进行 1 次肺通气功能检测。

三、 慢性阻塞性肺疾病的预防

（一）一级预防

在社区健康人群中开展针对慢阻肺病因和危险因素的控制活动。控制烟草、反对吸烟和被动吸烟是最简单有效的方法。可采取多种手段，开展系统的烟草危害宣传与健康教育，改变社会敬烟送烟的陋习，提高人群烟草危害知识水平。此外，提倡绿色出行，低碳生活，减少空气污染，营造有利于健康的生活环境和工作环境，也是慢阻肺一级预防的重要内容。

（二）二级预防

通过对危险因素的筛查发现慢阻肺的高危人群，及时进行管理。建立居民健康档案和监测资料，分析高危人群的危险因素，确定可干预措施，如针对吸烟、职业接触、环境污染等，实施有针对性的干预策略。提高高危人群自我保健能力，减少呼吸道感染的发生和进展。

（三）三级预防

主要是通过健康教育，提高患者对疾病的认识，改变态度，纠正不良生活方式，积极配合药物治疗和肺康复治疗，减轻症状，控制病情发展，提高患者生活质量。

四、 社区护理指导

（一）疾病知识指导

使患者了解慢阻肺的相关知识，教会患者和家属依据呼吸困难与活动的关系，判断呼吸困难的严重程度，合理安排工作和生活。指导患者避免病情加重的因素，如戒烟；避免或减少有害粉尘、烟雾和刺激性气体的吸入；呼吸道传染病流行期间，避免到人群密集的公共场所，避免和呼吸道感染患者接触；65 岁以上慢阻肺患者或年龄小于 65 岁的高风险患者（如肺功能 FEV1 小于预计值的 40%，或每年发作大于 2 次，或一发作就须住院者），接受流感疫苗和肺炎球菌疫苗注射。指导患者根据气候变化及时增减衣物，根据个人情况加强耐寒锻炼，增强体质，提高机体免疫力。

（二）吸入技术指导

吸入治疗是慢阻肺最基本的治疗，其疗效与吸入药物的方法有很大的相关性。护士应教会患者使用吸入装置，掌握正确的吸入方法。每次随访应检查患者持续正确应用吸入装置的情况。

（三）呼吸功能锻炼

主要是缩唇呼吸和腹式呼吸，具体方法如下。

1. 缩唇呼吸　缩唇呼吸又称吹哨呼吸。指导患者深慢的最大呼吸后，将口唇缩成小孔状，用力将肺内气体从缩小的唇孔中呼出。吸气与呼气时间比为 1∶2 或 1∶3，每分钟 7~8 次，每天 2~4 次，每次 10~20 分钟。此种训练可使支气管内压力上升，有利于呼吸肌的做功，是呼吸功能锻炼的基础。

2. 腹式呼吸　患者取卧位，两膝半屈使腹肌放松，一手放于腹部，一手放于体侧。用鼻缓慢吸气时，膈肌松弛，腹部的手有向上抬起的感觉；呼气时，腹肌收缩，腹部的手有下降感；呼吸频率每分钟 7~8 次，每天训练 2~4 次，每次重复 10 次左右。

（四）家庭氧疗指导

长期家庭氧疗（LTOT）是指一昼夜持续低浓度吸氧 15 小时以上，使 $PaO_2 \geqslant 60mmHg$ 或 SaO_2 升至 90% 的一种氧疗方法。

1. LTOT 指征　①$PaO_2 \leqslant 55mmHg$ 或 $SaO_2 \leqslant 88\%$，伴有或不伴有高碳酸血症；②PaO_2 55~60 mmHg 或 $SaO_2 < 89\%$，并有肺动脉高压、心力衰竭或红细胞增多症（血细胞比容 > 0.55）。

2. LTOT 有效指标　患者呼吸困难减轻、呼吸频率减慢、发绀减轻、心率减慢、活动耐力增加。

3. LTOT 指导　①了解氧疗目的、必要性及注意事项；②注意安全，供氧装置周围严禁烟火，防止氧气燃烧爆炸；③吸氧鼻导管每日更换，以防堵塞、感染；④氧疗装置定期更新、清洁、消毒；⑤告诉患者和家属每日进行 15 小时以上低流量、低浓度吸氧，氧流量 1~2L/min，氧浓度 25%~29%；⑥睡眠时氧饱和度下降比运动时更明显，应注意夜间氧疗。

（五）饮食指导

根据患者病情制订饮食计划。保证充足的营养以利于身体的恢复，饮食以高蛋白、高热量、富含维生素的易消化食物为主，餐后避免平卧，以利于消化。腹胀患者应进软食，细嚼慢咽，避免进食产气食物，保持大便通畅。

（六）心理指导

引导患者适应慢性疾病，并以积极的心态对待疾病，培养生活兴趣，如控制呼吸、眺望远处、散步、听音乐、种花养鱼等，缓解焦虑、紧张的情绪。

（七）随访指导

指导患者出院后 1 个月内到医院随访。早期随访可以全面评估患者出院时的治疗，如是否需要长期氧疗、是否需要调整抗生素和激素治疗等，可以降低急性加重相关的再住院频率。进一步随访应该在出院后 3 个月进行。

📝 考纲摘要

1. 35 岁及以上人群应每年测量 1 次血压。

2. 成人高血压患者血压降至 140/90mmHg 以下，老年高血压患者血压降至 150/90mmHg 以下，为血压控制满意。

3. 高血压患者每日食盐量不超过 6g。

4. 有糖尿病症状，且任意时间血浆葡萄糖水平 ≥11.1mmol/L，或空腹血糖 ≥7.0mmol/L，或葡萄糖耐量试验（OGTT）中 2 小时葡萄糖水平（2hPG）≥11.1mmol/L，可诊断为糖尿病。

5. 社区卫生服务机构对确诊的 2 型糖尿病患者，每年应提供 4 次免费空腹血糖检测，至少进行 4 次面对面随访。

6. 糖尿病患者早、中、晚三餐的能量应分别控制在总能量的 20%～30%、30%～35%、30%～35%。分餐能量占总能量的 10%。

7. 胸骨后和（或）心前区疼痛是冠心病最常见的症状，一般持续 3～5 分钟，舌下含服硝酸甘油可缓解。

8. 长期家庭氧疗（LTOT）是指一昼夜持续低浓度吸氧 15 小时以上的一种氧疗方法。

复习思考

一、单选题

1. 慢性病是指（ ）

    A. 慢性非传染性疾病   B. 慢性传染性疾病

    C. 慢性炎性疾病   D. 慢性非炎性疾病

    E. 慢性肿瘤疾病

2. 对高血压高危人群、处于血压正常高值者，以及所有高血压患者，不论是否接受药物治疗，均需进行的社区护理指导是（ ）

    A. 行为和生活方式的指导   B. 降压药用药指导

    C. 院前急救指导   D. 血压监测指导

E. 心理指导

3. 指导患者及家属测血压应做到的"四定"原则,<u>不包括</u>（   ）

    A. 定时间
        B. 定地点

    C. 定部位
        D. 定体位

    E. 定血压计

4. 糖尿病诊断标准（   ）

    A. 餐后血糖大于等于 7.0mmol/L
        B. 空腹血糖大于等于 6.0mmol/L

    C. 空腹血糖大于等于 11.1mmol/L
        D. 空腹血糖大于等于 7.0 mmol/L

    E. 餐后血糖大于等于 7.8mmol/L

5. 心绞痛发作时首要的护理措施是（   ）

    A. 建立静脉通道
        B. 心电监护

    C. 让患者立刻停止活动，休息
        D. 指导患者放松

    E. 监测生命体征变化

6. 缓解心绞痛最常用的硝酸酯类药物是（   ）

    A. 吗啡
        B. 哌替啶

    C. 卡托普利
        D. 硝酸甘油

    E. 可待因

7. 预防慢性阻塞性肺疾病的首要措施是（   ）

    A. 预防呼吸道感染
        B. 控制大气污染

    C. 增强机体免疫力
        D. 戒烟

    E. 职业粉尘防护

8. 慢性阻塞性肺疾病的标志性症状是（   ）

    A. 夜间阵发性呼吸困难
        B. 突发性呼吸困难

    C. 发绀
        D. 咳嗽

    E. 逐渐加重的呼吸困难

二、论述题

1. 患者，男，58 岁，身高 172cm，体重 67kg，中学教师。有糖尿病病史 10 余年，一直口服降糖药物治疗。近日食欲减退，常规服药，今日突然出现心慌、手颤、大汗，伴强烈的饥饿感，继之昏迷。

问题：

（1）面对该患者目前的情况，护士应采取哪些措施？

（2）请为该患者制订一份膳食指导处方。

2. 患者，男，72 岁，高血压 20 余年，未规律服用降压药。近半年来间断出现胸骨后疼痛，持续 3～5 分钟，休息后缓解，诊断为心绞痛。

问题：如何对该患者进行用药指导？

3. 患者，男，65 岁，吸烟 30 年，咳嗽 20 年。近日发热、咳大量脓痰、呼吸困难，诊断为慢性阻塞性肺疾病。经住院治疗一段时间后，病情好转予以出院，出院时，血气分析结果为 PaO_2 52mmHg，$PaCO_2$ 55mmHg。

问题：如果你是患者的家庭健康签约护士，应当如何指导患者进行家庭氧疗？

扫一扫，知答案

扫一扫，看课件

模 块 八

社区传染病和突发公共卫生事件的预防与处理

【学习目标】

1. 掌握传染病的特点、流行环节、预防、报告和应急处理；肺结核、艾滋病和病毒性肝炎的流行病学特点、家庭访视和社区管理。

2. 熟悉传染病的分类，社区护士在传染病防治中的主要工作；肺结核、艾滋病和病毒性肝炎的临床表现和护理措施；突发公共卫生事件的概念与特点。

3. 了解肺结核、艾滋病和病毒性肝炎的诊断要点；突发公共卫生事件的预防、报告和应急处理。

项目一 社区传染病预防与护理

案例导入

2017 年，某地两所中学先后发现肺结核疫情，共报告肺结核确诊病例 90 例、疑似病例 10 例。其中，已公布的 5 例疑似病例和 38 例预防性服药学生中，41 例订正为确诊病例，2 例排除。

问题：

（1）肺结核流行的条件是什么？

（2）国家对传染病报告和处理有哪些要求？

（3）如果你是该地社区护士，针对上述疫情，如何开展学校健康教育？

近几十年来，我国传染病总发病率和总死亡率已明显下降，但一些被控制的传染病又死灰复燃，如肺结核、性病等。同时，一些新发的传染病出现，如传染性非典型肺炎、人感染性禽流感等。社区护士在保障居民健康中承担着的重要角色和任务，做好社区传染病防治和突发公共卫生事件应急处理是社区护士重要的工作内容。

一、概述

传染病是指由病原微生物和寄生虫感染人体后产生的有传染性、在一定条件下可造成流行的疾病。

（一）传染病的特点

1. **有病原体** 每一种传染病都由特异性的病原体所引起。

2. **有传染性** 这是传染病与其他感染性疾病的主要区别。

3. **有流行病学特征** 表现为：①有流行性：依据发生病例数的多少不同可分为散发、流行、大流行、暴发流行；②有地方性：某些传染病仅局限在一定的地区内发生。③有季节性。

4. **有感染后免疫** 人体感染病原体后，能产生针对该病原体及其产物（如毒素）的特异性免疫，从而阻止病原体的侵入或限制其在体内生长、繁殖或消灭病原体。

（二）传染病的分类

我国传染病防治法将法定报告传染病分为甲、乙、丙 3 类，共 37 种。按照国家卫生和计划生育委员会《关于调整部分法定传染病病种管理工作的通知》规定，将人感染 H_7N_9 禽流感纳入法定乙类传染病，将甲型 H_1N_1 流感从乙类调整为丙类，并纳入现有流行性感冒进行管理。

甲类传染病（2 种）：鼠疫、霍乱。

乙类传染病（25 种）：传染性非典型肺炎、艾滋病、病毒性肝炎、脊髓灰质炎、人感染高致病性禽流感、麻疹、流行性出血热、狂犬病、流行性乙型脑炎、登革热、炭疽、细菌性和阿米巴性痢疾、肺结核、伤寒和副伤寒、流行性脑脊髓膜炎、百日咳、白喉、新生儿破伤风、猩红热、布鲁氏菌病、淋病、梅毒、钩端螺旋体病、血吸虫病、疟疾。

丙类传染病（10 种）：流行性感冒、流行性腮腺炎、风疹、急性出血性结膜炎、麻风病、流行性和地方性斑疹伤寒、黑热病、包虫病、丝虫病，除霍乱、细菌性和阿米巴性痢疾、伤寒和副伤寒以外的感染性腹泻病。

（三）传染病的流行环节

传染病流行需要三个基本条件：

1. **传染源** 传染源是指体内有病原体生长、繁殖并能将其排出体外的人或动物，包括患者、隐性感染者、病原携带者和受感染的动物。

2. **传播途径** 传播途径是指病原体由传染源排出体外后，经过一定的方式到达侵入另一个易感机体的过程。常见的传播途径有空气传播、食物传播、水源传播、接触传播、虫媒传播、经土壤传播、医源性传播、垂直传播等，这些途径又与社区环境管理密切相关。

3. **易感人群** 对传染病缺乏特异性免疫力的人称为易感者。当易感者的比例在人群中达到一定水平，并且存在传染源和适宜的传播途径时，传染病的流行很容易发生。

（四）社区传染病管理

社区传染病的防治应遵循三级预防原则，针对传染病流行过程三个环节开展各项防控措施，切实做好传染病的综合管理。

1. **三级预防原则** 一级预防，又称病因预防，即在传染病没有发生和流行前，针对病因及其影响因素采取的预防措施。二级预防，又称为"五早"预防，即早发现、早诊断、早治疗、早报告、早隔离，以防止传染病传播、蔓延。三级预防，包括积极治疗，预防伤残，做好康复工作。对于转为慢性传染病的患者、病原携带者要登记，定期随访、检查、治疗，防止其作为传染源再传播。

2. **传染病疫情报告** 村卫生室、乡镇卫生院和社区卫生服务中心（站）应协助开展传染病疫情排查、收集和提供风险信息，参与风险评估和应急预案制（修）订。在诊疗过程中，首诊发现传染病患者及疑似患者后，应按要求填写《中华人民共和国传染病报告卡》或通过电子病历、电子健康档案自动抽取符合交换文档标准的电子传染病报告卡，并按照疫情报告属地管理原则及时上报。

（1）报告程序与方式 具备网络直报条件的机构，在规定时间内进行传染病信息的网络直报；不具备网络直报条件的，按相关要求通过电话、传真等方式进行报告，同时向辖区县级疾病预防控制机构报送《传染病报告卡》。

（2）报告时限 发现甲类传染病和乙类传染病中的肺炭疽、传染性非典型肺炎、埃博拉出血热、人感染禽流感、寨卡病毒病、黄热病、拉沙热、裂谷热、西尼罗病毒等新发输入传染病患者和疑似患者，应按有关要求于 2 小时内报告。发现其他乙类、丙类传染病患者、疑似患者和规定报告的传染病病原携带者，应于 24 小时内报告。

（3）订正报告和补报 发现报告错误，或报告病例转归或诊断情况发生变化时，应及时对《传染病报告卡》进行订正；对漏报的传染病病例和突发公共卫生事件，应及时进行补报。

3. **传染病的处理** 针对传染病流行过程三个环节开展各项防控措施，进行综合管理，阻断或减少传染病传播及流行。

（1）患者医疗救治和管理 按照有关规范要求，对传染病患者、疑似患者采取隔离、医学观察等措施，及时转诊，书写医学记录及其他有关资料并妥善保管。

（2）传染病密切接触者和健康危害暴露人员的管理 协助开展传染病接触者或其他健康危害暴露人员的追踪、查找，对集中或居家医学观察者提供必要的基本医疗和预防服务。

（3）流行病学调查　协助对本辖区患者、疑似患者开展流行病学调查，收集和提供患者、密切接触者、其他健康危害暴露人员的相关信息。

（4）疫点疫区处理　做好医疗机构内现场控制、消毒隔离、个人防护、医疗垃圾和污水的处理工作，协助对被污染的场所进行卫生处理，开展杀虫、灭鼠等工作。

（5）应急接种和预防性服药　协助开展应急接种、预防性服药、应急药品和防护用品分发等工作，并提供指导。

（6）宣传教育　根据辖区传染病的性质和特点，开展相关知识技能和法律法规的宣传教育。

（五）社区护士在传染病防治中的主要工作

社区护士是基层卫生机构的重要成员，对辖区内各类人群特征和环境情况比较熟悉，有利于通过日常护理工作帮助居民提高对传染病防治的认识，在传染病的预防和控制中具有不可替代的作用。

1. 开展健康教育　通过各种形式有计划地组织和开展预防传染病的宣传活动；督促社区内公共场所从业人员、餐饮服务人员和传染病痊愈者定期到相应医疗机构接受体检；在家庭访视及执行各种护理活动时排查引起传染病的危险因素，并提出改进建议等。从而让居民了解和掌握预防传染病知识，防止传染病的发生和传播。

2. 预防接种　预防接种是预防、控制和消灭传染病最经济、最有效的措施。社区护士需按正确的程序对儿童、年老体弱者和重点人群做好疫苗接种工作，以提高人群保护性免疫力，预防和消灭传染病。

3. 家庭访视　社区发现传染病后，社区护士应积极参与访视管理。首次家庭访视应在接到疫情报告 24 小时内，第 1 次复访时间为发病后 3～10 天，第 2 次在发病后 40 天左右，对于转为慢性的患者，每年至少访视 1～2 次。初访：重点是核实与诊断，调查传染病的来源，判断疫情的性质及进展情况，采取切实可行的防疫措施，并做好记录。复访：重点是检查防疫措施落实情况，了解患者病情的发展和痊愈情况，填写访视记录。

4. 社区环境管理　社区护士应参与监督和管理社区环境，向居民宣传正确的卫生常识；与有关部门合作，对社区环境卫生与传染病流行的关系展开调查，并提出建设性意见；采取针对措施，进行各种预防性消毒，例如饮用水、空气消毒等，从而保护社区居民的健康。

二、 肺结核的预防与护理

（一）流行病学特点

结核病以肺结核为主，是严重危害人民群众身体健康的重大传染病之一。目前，我国仍是全球 30 个结核病高负担国家之一，每年新发病例约 90 万，居全球第三。

肺结核是由结核杆菌引起的肺部慢性传染病。传染源是痰涂片或痰培养阳性的肺结核患者。飞沫和菌尘吸入是肺结核主要的传播途径。糖尿病、矽肺、肿瘤、器官移植、长期使用免疫抑制药物或皮质激素者更易伴发肺结核。生活贫困、居住条件差、营养不良是经济落后地区肺结核病高发的原因。

肺结核早期症状不明显，开放性肺结核患者常与正常人生活在一起，传播隐匿，极易在人群中的流行，防治工作难度较大。随着现代化学疗法和防治技术的不断实施与发展，治疗传染源已成为肺结核的主要防治对策。

（二）临床表现

肺结核可分为原发性肺结核，血行播散性肺结核，继发性肺结核，气管、支气管结核和结核性胸膜炎五型。各型肺结核的临床表现虽然不尽相同，但也有共同之处。

1. 呼吸系统症状　①咳嗽咳痰：是肺结核最常见症状。咳嗽、咳痰≥2周，或痰中带血或咯血为肺结核可疑症状；部分患者可有反复发作的上呼吸道感染症状；②胸痛：结核累及胸膜时可出现胸痛，胸痛可随呼吸运动、咳嗽而加重；③呼吸困难：多见于干酪样肺炎和大量胸腔积液患者。

2. 全身毒性症状　如盗汗、疲乏、间断或持续午后低热、食欲不振、体重减轻、女性患者可伴有月经失调或闭经等。

（三）诊断要点

肺结核的诊断以病原学（包括细菌学、分子生物学）检查结果为主，结合流行病史、临床表现、胸部影像和相关的辅助检查等，进行综合分析即可做出诊断。

（四）护理措施

1. 一般护理　给予患者高热量、高维生素、高蛋白、易消化饮食。患者住单间休养，房间宜阳光充足，注意经常开窗通风，保持室内空气流通。病情进展期患者应卧床休息，好转期可逐渐增加活动量，但不宜过度劳累，以防止疾病复发。

2. 用药护理　肺结核药物治疗时间长，一般为6～12个月。应督导患者按时按量全程服药，观察药物不良反应，定期复查肝、肾功能，筛查听力、视力等。服药期间应禁烟禁酒。

3. 病情监测　观察患者体温、盗汗、咳嗽、咯血、胸痛、呼吸困难等情况。指导患者监测咯血的危险先兆，判断咯血的量，掌握咳嗽的方法等。

4. 心理护理　肺结核治疗时间长，患者易产生焦虑、恐惧、孤独等心理，应帮助患者正确认识疾病，鼓励患者树立战胜疾病的信心，保持良好的心情和积极的生活态度，培养患者自我照顾的能力。

5. 随访指导　初治痰涂片阳性（或阴性）肺结核患者在治疗至第2、5、6月末，复治痰涂片阳性肺结核患者在治疗2、5、8月末，应分别进行痰涂片随访检查。治疗结束时应进行 X 线胸片检查，以便判定治疗效果。

（五）家庭访视

对初次药物治疗的肺结核患者，应每月访视 1 次；再次治疗的患者，每 3 个月访视 1 次；慢性开放性患者，每 6 个月访视 1 次。接到新的治疗患者报告后应尽早做家庭访视，市区 1 周内、郊区 10 天内进行初访。

1. 消毒隔离指导　痰菌阳性患者居家治疗时，应单住一室，房间经常通风换气，保持室内空气新鲜。日常生活用品应与家人分开，被服经常在阳光下暴晒，食具等应煮沸消毒。外出时应戴口罩，咳嗽、打喷嚏时掩口鼻，不随地吐痰。痰液要吐在专用有盖能煮沸的容器中或废纸内，以便集中消毒或焚烧处理。

2. 服药督导检查　化学药物治疗对结核病的控制起决定作用。合理的化疗可使病灶细菌全部消灭，彻底治愈。每次家访要核实患者的服药情况，核查剩余药品量，告知患者及家属，如果药物漏服，一定要在 24 小时之内补服。指导患者和家属观察药物毒副反应，督促患者按期门诊取药和复查等。

3. 家属健康教育　向患者家属普及肺结核的发病、传播途径、临床表现、预后等知识。指导家庭成员定期接受检查。15 岁以下儿童可作结核菌素试验，强阳性（皮丘范围 20mm×20mm 或有水泡、血疹）者需要服用抗结核药物预防；15 岁以上少年及成人，可接受胸部 X 线检查，以利于早期发现患者。

（六）社区管理

1. 加大患者发现力度　对有咳嗽、咳痰两周以上或痰中带血等肺结核可疑症状者进行排查，发现肺结核疑似患者应转诊到当地定点医疗机构进行规范诊治，并及时报告。

2. 加强重点人群筛查　做好对病原学检查阳性肺结核患者的密切接触者、艾滋病病毒感染者和患者、65 岁以上老年人、糖尿病患者等结核病重点人群的主动筛查工作。将结核病筛查纳入学校入学、监管场所入监（所）和流动人口等人群的健康体检项目，早期发现传染源。

3. 及时发现耐多药肺结核患者　开展耐药监测工作，掌握结核病流行传播规律和菌株变异情况，优化防治政策。

三、艾滋病的预防与护理

（一）流行病学特点

艾滋病是获得性免疫缺陷综合征（acquired immunodeficiency syndrome，AIDS）的简称，是由人类免疫缺陷病毒（human immunodeficiency virus，HIV，又称艾滋病病毒）引起的慢性传染病。HIV 感染者和艾滋病患者是本病的唯一传染源。性传播、血液传播（包括静脉注射吸毒和使用血液及血制品）、母婴传播为本病的主要传播途径。正常人群对 HIV

普遍易感。男性同性恋者、静脉吸毒者与 HIV 携带者经常有性接触者、经常输血及血制品者和 HIV 感染母亲所生婴儿是 AIDS 的高危人群。HIV 是一种能攻击人体免疫系统的病毒，主要侵犯和破坏辅助性 T 淋巴细胞（CD_4^+T 淋巴细胞），使机体细胞免疫功能受损，最后并发各种严重的机会性感染和肿瘤，病死率高。艾滋病疫情已覆盖我国所有省、自治区、直辖市，并开始由高危人群向一般人群扩散。

（二）临床表现

艾滋病一般分为 3 期，具体表现如下。

1. 急性期　初次感染 HIV 后 2～4 周，处在艾滋病的"窗口期"（从感染 HIV 到外周血液中能够检测出 HIV 抗体的这段时间，目前我国暂定为 3 个月）。临床表现以发热最为常见，可伴有咽痛、盗汗、恶心、呕吐、腹泻、皮疹、关节疼痛、淋巴结肿大及神经系统症状。血液中可检出 HIV RNA 和 P_{24} 抗原。患者 CD_4^+T 淋巴细胞计数一过性减少，CD_4^+/CD_8^+T 淋巴细胞比值亦可倒置。

2. 无症状期　一般持续 6～8 年。HIV 在感染者体内不断复制，免疫系统受损，CD_4^+T 淋巴细胞计数逐渐下降，具有传染性。临床上无任何症状和体征。

3. 艾滋病期　为感染 HIV 后的最终阶段。患者 CD_4^+T 淋巴细胞计数＜200 个/μL，HIV 血浆病毒载量明显升高。主要临床表现为 HIV 相关症状、各种机会性感染及肿瘤。

艾滋病的相关症状，主要表现为持续一个月以上的发热、盗汗、腹泻；体重减轻 10% 以上；部分患者表现为神经精神症状，如记忆力减退、精神淡漠、性格改变、头痛、癫痫及痴呆等。患者可出现持续性全身淋巴结肿大，其特点为：①除腹股沟外有两个及以上部位的淋巴结肿大；②淋巴结直径≥1cm，无压痛，无黏连；③持续时间 3 个月以上。

（三）诊断要点

艾滋病的诊断需结合流行病学史，临床表现和实验室检查等进行综合分析。

（四）护理措施

1. 一般护理　病情重或有并发症时应限制活动或卧床休息，病情轻者可适当户外活动。鼓励患者摄入高热量、高蛋白食物。必要时予以胃肠外营养。

2. 对症护理　针对患者出现的发热、腹泻、感染等症状，采取相应的护理措施，做好口腔、皮肤护理。

3. 病情监测　监测患者体温变化，观察记录排便的次数、量、颜色、气味、有无腹痛等，观察口腔、皮肤黏膜情况。重症患者注意监测呼吸系统和神经系统症状，如呼吸困难、神志、精神症状等。

4. 用药指导　叠氮胸苷（AZT）是治疗 HIV 感染者和 AIDS 患者联合用药的基准药物，但该药有较严重的不良反应，主要是骨髓抑制，可出现贫血、中性粒细胞和血小板减少，亦可出现恶心、呕吐、头痛等症状。应密切观察药物副作用，定期检查血常规。

5. 心理护理 尊重患者的人格，尊重患者的隐私权。给患者提供有效的帮助，让其回归正常生活，并使其得到家人和社会的支持。

6. 随访检查 艾滋病患者应定期到医院检查，接受专业指导。对不进行抗病毒治疗者，每 3~6 个月化验 1 次 CD_4 计数，每 6 个月化验 1 次 HIV 病毒载量；接受抗病毒治疗者，还应于治疗 2、4、8、12 周检查血常规和肝功能，其后每 6 个月检查血尿常规、肝肾功能、血糖、血脂、血淀粉酶，以及胸片和心电图 1 次。

（五）家庭访视

社区发现艾滋病患者或 HIV 感染者后，社区护士应于 24 小时内进行初访，以后每月访视 1 次。

1. 消毒隔离指导 指导家庭采取血液、体液隔离措施。家人在接触患者的血液、体液污染物时应戴手套。对被患者血液、体液污染的一切物品应随时严密消毒，消毒液常用 0.2% 的次氯酸钠溶液。处理污染物、利器时应防止皮肤被刺伤，处理污染物后要洗手。夫妻性交应使用质量合格的避孕套。

2. 家庭健康教育 指导患者改变过去的危险行为。不故意将疾病传染给他人，不与他人共用针头、剃须刀、牙刷等物品，不献血、不捐献器官、不捐献精子、避免怀孕，积极预防感冒，冬春季节尽量不去人流集中通风不良的场所。住所不养宠物，谢绝有传染病的亲友探访，以避免感染和皮肤破损。告知家庭成员，与艾滋病患者及病毒感染者握手、拥抱、共同进餐、共用工具和办公用品等都无感染的危险。

（六）社区管理

1. 社区宣传 向普通公众、流动人口、青少年、妇女、被监管人群等普及宣传艾滋病防治知识：①艾滋病是一种病死率极高的严重传染病，目前还没有治愈的药物和方法，但可以预防；②艾滋病主要通过性接触、血液传播和母婴传播三种途径传播；③与艾滋病患者及艾滋病病毒感染者的日常生活和工作接触不会感染艾滋病；④洁身自爱、遵守性道德是预防经性途径传染艾滋病的根本措施；⑤正确使用避孕套不仅能避孕，还能减少感染艾滋病、性病的危险；⑥及早治疗并治愈性病可减少感染艾滋病的危险；⑦共用注射器吸毒是传播艾滋病的重要途径，因此要拒绝毒品，珍爱生命；⑧避免不必要的输血和注射，使用经艾滋病病毒抗体检测合格的血液和血液制品；⑨关心、帮助和不歧视艾滋病患者及艾滋病感染者是预防与控制艾滋病的重要方面；⑩艾滋病威胁着每一个人和每一个家庭，预防艾滋病是全社会的责任。

2. 职业暴露后紧急处理 ①局部冲洗：可用肥皂液和流动的清水清洗被污染局部，眼部等黏膜污染可用大量生理盐水冲洗；存在伤口时，应轻柔挤压伤处，尽可能挤出伤口血液，再用肥皂液或流动清水冲洗伤口；②消毒包扎处理：用 75% 酒精或 5% 碘伏对伤口局部进行消毒、包扎；③预防性用药：最好在意外事故发生后 1~2 小时之内施行，连续服药 28 天；④医学观察 1 年：在暴露后的第 4 周、第 8 周、第 12 周、第 6 个月和第 12 个月时对艾滋病病毒抗体进行检测。

四、病毒性肝炎的预防与护理

病毒性肝炎（viral hepatitis）是由多种肝炎病毒引起的以肝脏病变为主的全身性传染病。包括甲型肝炎（hepatitis A）、乙型肝炎（hepatitis B）、丙型肝炎（hepatitis C）、丁型肝炎（hepatitis D）、戊型肝炎（hepatitis E）等。除乙型肝炎为 DNA 病毒感染外，其余均为 RNA 病毒感染。

（一）流行病学特点

病毒性肝炎根据其传播途径不同，可分为经消化道传播的病毒性肝炎和经消化道外传播的病毒性肝炎。经消化道传播的病毒性肝炎有甲型和戊型肝炎，经消化道外传播的病毒性肝炎有乙型、丙型和丁型肝炎。甲型和戊型肝炎的传染源是急性期患者和亚临床型感染者，没有病原携带者，传播途径主要为粪－口传播。乙型、丙型和丁型肝炎的传染源为病毒携带者和患者，传播途径包括医源性传播、母婴传播、社区获得性传播、直接接触传播、家庭聚集性传播等。6 个月至学龄期儿童是甲型肝炎的易感者，一般人群对乙型、丙型、丁型和戊型肝炎病毒都普遍易感。

病毒性肝炎是我国的一个严重公共卫生问题。平均发病率约为 100/10 万，每年新发病例约 120 万，其中 50% 为甲型肝炎，25% 为乙型肝炎，5% 为丙型肝炎，10% 为戊型肝炎，10% 为非甲～戊型肝炎。甲型和戊型肝炎可在某些人群中造成疫情，但很少造成死亡。而乙型和丙型肝炎则可导致慢性感染，进而发展成肝硬化和肝癌，甚至导致死亡。

（二）临床表现

不同类型的肝炎病毒引起的肝炎在临床上具有共同性，表现如下：

1. 急性肝炎　可由各型肝炎病毒引起，分为急性黄疸型肝炎和急性无黄疸型肝炎，潜伏期在 15～45 天之间，平均 25 天，总病程 2～4 个月。急性肝炎分为三期：①黄疸前期：患者有畏寒、发热、乏力、食欲不振、恶心、厌油、腹部不适、肝区痛、尿色逐渐加深，约持续 5～7 天；②黄疸期：患者热退，巩膜、皮肤黄染，黄疸出现而自觉症状有所好转，肝大伴压痛、叩击痛，部分患者轻度脾大，约持续 2～6 周；③恢复期：患者黄疸逐渐消退，症状减轻以至消失，肝脾恢复正常，肝功能逐渐恢复，一般持续 2 周至 4 个月，平均 1 个月。

2. 慢性肝炎　为既往有乙型、丙型、丁型肝炎或乙肝表面抗原（HBsAg）携带史或急性肝炎病程超过 6 个月，目前仍有肝炎症状、体征及肝功能异常者。常见症状为乏力、全身不适、食欲减退、肝区不适或疼痛、腹胀、低热。患者面色晦暗、巩膜黄染、可有蜘蛛痣或肝掌、肝大、质地中等或充实感，有叩痛。脾大严重者，可有黄疸加深、腹腔积液、下肢水肿、出血倾向及肝性脑病。

3. 其他表现　如重型肝炎、淤胆型肝炎、肝炎肝硬化的表现。

（三）诊断要点

病毒性肝炎根据病史、临床表现和病原学检查可确诊。如有进食未煮熟的海产品，尤其是贝壳类食物等，或饮用受污染的水和食用其他不洁食物史，有助于甲型、戊型肝炎的诊断。有不洁注射史、手术史、输血和血制品史、与肝炎患者密切接触史等，有助于乙型、丙型、丁型肝炎的诊断。确诊有赖于病原学检查：甲型肝炎抗-HAV IgM 呈阳性；乙型肝炎血清 HBsAg 或 HBeAg 或 HBV DNA 阳性；丙型肝炎可检测出血清中抗-HCV、HCV RNA 呈阳性；HEV 感染者血清中抗-HEV 呈阳性。

（四）护理措施

1. 一般护理　急性肝炎症状明显及有黄疸者应卧床休息，恢复期可逐渐增加活动量，但要避免过劳，肝功能正常 1 ~ 3 个月后可恢复工作。患者饮食应清淡易消化，适当补充维生素，蛋白质摄入争取达到 $1.0g ~ 1.5g/（kg·d）$，碳水化合物 $300g ~ 400g/d$；脂肪 $50g ~ 60g/d$，多选用植物油，多吃水果、蔬菜，禁止饮酒，避免暴饮暴食，饮食热量不足者应静脉补充葡萄糖。慢性肝炎患者蛋白质摄入为 $1.5g ~ 2.0g/（kg·d）$，以优质蛋白为主。

2. 病情观察　注意患者发热、食欲不振、恶心、呕吐、黄疸的情况，密切观察患者有无皮肤瘙痒、出血等症状，神志、精神状态是否发生异常。注意观察服药后反应，切忌滥用药物，以免进一步损伤肝脏。

3. 心理护理　尊重患者，建立和谐的护患关系，引导患者主动了解病毒性肝炎的传播方式、防治知识等；避免过度的焦虑、忧郁，指导患者正确对待疾病，热爱生活，珍惜生命，保持乐观情绪，树立战胜疾病的信心。

4. 随访指导　病毒性肝炎特别是慢性肝炎易出现病程反复，应坚持复诊，一般肝功正常后 3 个月内每半个月进行肝功复查，3 个月后每月复查 1 次，半年后每年 2 次。如出现乏力、食欲不振、恶心、呕吐、尿黄、皮肤巩膜黄染、腹部不适等情况需及时就诊。

（五）家庭访视

对慢性肝炎患者，应每年至少访视 1 ~ 2 次。

1. 消毒隔离指导　①甲型、戊型肝炎：患者自发病之日起隔离 3 周，按肠道传染病进行隔离和消毒，食物实行分餐制。患者饭前、便后用流动水洗手，注意保护自来水龙头。患者的生活用品单独使用，可以用含氯消毒剂浸泡或擦拭消毒。患者的呕吐物、排泄物用漂白粉或其他含氯消毒剂混合（消毒剂的用量为呕吐物、排泄物的 1 倍）后静止 2 小时再倾倒。患者痊愈后，做 1 次终末消毒。②乙型、丙型、丁型肝炎：隔离期一般要持续至肝功能正常、抗原消失后方可解除。患者的牙刷、剃须刀、指甲刀和修脚刀专用。

2. 家庭健康教育　指导家庭搞好环境卫生和个人卫生，加强粪便、水源管理，做好食品卫生、食具消毒等工作，防止"病从口入"。乙肝表面抗原阳性患者的其他家庭成员应接种乙肝疫苗，避免家庭内传播。

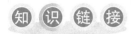

足月新生儿乙肝预防

HBsAg 阴性妇女分娩的新生儿，按"0、1、6 月龄"方案接种乙肝疫苗。HBsAg 阳性妇女分娩的新生儿，无论其 HBeAg 是阳性还是阴性，必须在出生后 12 小时内注射乙肝免疫球蛋白（HBIG），且全程接种乙型肝炎疫苗（按"0、1、6 月龄"3 针方案），并在第 3 针乙肝疫苗注射后 1 个月（即 7 月龄）至 12 月龄，随访乙型肝炎血清学标志物。

（六）社区管理

1. 特殊人群管理

（1）饮食行业人员和保育员　每年作一次健康体检，发现肝炎病例立即隔离治疗。急性肝炎患者痊愈后，半年内无明显临床症状和体征，肝功能持续正常，且肝炎病毒传染性标志物阴性者，可恢复原工作。慢性肝炎患者应调离直接接触入口食品和保育工作岗位。疑似肝炎病例在未确诊前，应暂时停止原工作。

（2）托幼机构儿童　托幼机构发现急性病毒性肝炎患者后，除患者隔离治疗外，应对接触者进行医学观察。医学观察范围根据调查后确定，一般以患者所在班级为主。观察期间不办理入托手续。甲型和戊型肝炎的观察期限为 45 天，乙型、丙型和丁型肝炎观察期限暂定为 60 天，对符合出院标准的肝炎患者，尚需继续观察 1 个月，并需持医院出院证明方可回幼儿园或托儿所。

（3）献血员　献血员应在每次献血前进行体格检查，检测 ALT、HBsAg 和抗-HCV，凡 ALT 异常和/或 HBsAg、抗-HCV 阳性者不得献血。

2. 带毒者管理　HBsAg 携带者、抗-HCV 阳性者，除不能献血和从事直接接触入口食品和保育工作外，可照常工作和学习，但要加强随访；平时要注意个人卫生、经期卫生及行业卫生，牙刷、盥洗用具应与健康人分开。

项目二　突发公共卫生事件的预防与处理

案例导入

人感染 H_7N_9 禽流感是由 H_7N_9 亚型禽流感病毒（全球首次发现的流感病毒新亚型）引起的急性呼吸道传染病。自 2013 年上海和安徽率先发现人感染 H_7N_9 禽流感病例以来，我国人感染 H_7N_9 禽流感病例数急速上升。2017 年，全国共有 16 个省份报告人感染 H_7N_9 禽流感病例，其中，1 月份报告病例 192 例，死亡 79 例。

问题：

（1）根据该事件的特点，判断是否属于突发公共卫生事件？

（2）社区发现类似事件，应该如何报告和处理？

一、概述

（一）突发公共事件

突发公共事件（public emergencies）是指突然发生，造成或者可能造成重大人员伤亡、财产损失、生态环境破坏和严重社会危害，危及公共安全的紧急事件。突发公共事件可分为自然灾难、事故灾难、公共卫生事件和社会安全事件四类。

（二）突发公共卫生事件

1. 概念　突发公共卫生事件（public health emergencies）是指突然发生、造成或者可能造成社会公众健康严重损害的重大传染病疫情、群体性不明原因疾病、重大食物和职业中毒以及其他严重影响公众健康的事件。

2. 特点　突发公共卫生事件作为突发公共事件的一种，具有以下特点：

（1）突发性　事件发生的时间、地点、造成的危害难以预料，超乎人们的心理承受能力。

（2）危险性　突发事件给人民的生命财产带来严重危害，受害主体往往是群体。

（3）紧迫性　突发事件发展迅速，需要采取非常规措施，立即做出决定才有可能避免局势恶化。

（4）不确定性　突发事件的影响和发展一般根据经验难以判断，处理不当很可能导致事态恶化。

3. 分级　根据各类突发公共卫生事件的性质、严重程度、可控性和影响范围等因素，可将突发公共卫生事件分为四级，即Ⅰ级（特别重大）、Ⅱ级（重大）、Ⅲ级（较大）和

Ⅳ级（一般），预警标识分别用红、橙、黄、蓝四种种颜色。

（1）特别重大事件（Ⅰ级）　如肺鼠疫、肺炭疽在大、中城市发生并有扩散趋势，或肺鼠疫、肺炭疽疫情波及两个以上的省份，并有进一步扩散趋势；发生传染性非典型肺炎、人感染高致病性禽流感病例，并有扩散趋势；涉及多个省份的群体性不明原因疾病，并有扩散趋势；发生新传染病或我国尚未发现的传染病发生或传入，并有扩散趋势，或发现我国已消灭的传染病重新流行；发生烈性病菌株、毒株、致病因子等丢失事件；周边及与我国通航的国家和地区发生特大传染病疫情，并出现输入性病例，严重危及我国公共卫生安全的事件；国务院卫生行政部门认定的其他特别重大突发公共卫生事件。

（2）重大事件（Ⅱ级）　在一个县（市）行政区域内，一个平均潜伏期内（6天）发生5例以上肺鼠疫、肺炭疽病例，或者相关联的疫情波及两个以上的县（市）；发生传染性非典型肺炎、人感染高致病性禽流感疑似病例；腺鼠疫发生流行，在一个市（地）行政区域内，一个平均潜伏期内多点连续发病20例以上，或流行范围波及两个以上市（地）；霍乱在一个市（地）行政区域内流行，1周内发病30例以上，或波及两个以上市（地），有扩散趋势；乙类、丙类传染病波及两个以上县（市），1周内发病水平超过前5年同期平均发病水平两倍以上；我国尚未发现的传染病发生或传入，尚未造成扩散；发生群体性不明原因疾病，扩散到县（市）以外的地区；发生重大医源性感染事件；预防接种或群体性预防性服药出现人员死亡；1次食物中毒人数超过100人并出现死亡病例，或出现10例以上死亡病例；1次发生急性职业中毒50人以上，或死亡5人以上；境内外隐匿运输、邮寄烈性生物病原体、生物毒素造成我境内人员感染或死亡的；省级以上人民政府卫生行政部门认定的其他重大突发公共卫生事件。

（3）较大事件（Ⅲ级）　发生肺鼠疫、肺炭疽病例，1个平均潜伏期内病例数未超过5例，流行范围在一个县（市）行政区域以内；腺鼠疫发生流行，在1个县（市）行政区域内，一个平均潜伏期内连续发病10例以上，或波及两个以上县（市）；霍乱在1个县（市）行政区域内发生，1周内发病10~29例或波及两个以上县（市），或市（地）级以上城市的市区首次发生；1周内在1个县（市）行政区域内，乙、丙类传染病发病水平超过前5年同期平均发病水平1倍以上；在1个县（市）行政区域内发现群体性不明原因疾病；1次食物中毒人数超过100人，或出现死亡病例；预防接种或群体性预防性服药出现群体心因性反应或不良反应；1次发生急性职业中毒10~49人，或死亡4人以下市（地）级以上人民政府卫生行政部门认定的其他较大突发公共卫生事件。

（4）一般事件（Ⅳ级）　腺鼠疫在1个县（市）行政区域内发生，1个平均潜伏期内病例数未超过10例；霍乱在1个县（市）行政区域内发生，1周内发病9例以下；1次食物中毒人数30~99人，未出现死亡病例；1次发生急性职业中毒9人以下，未出现死亡病例；县级以上人民政府卫生行政部门认定的其他一般突发公共卫生事件。

二、 突发公共卫生事件的预防

1. 评估隐患和救援途径 社区护士应熟悉周边环境，在与相关部门的配合下，了解社区在交通、卫生、饮食、安全等方面存在的隐患，及时采取措施，杜绝危险因素，预防各种突发事件的发生；熟悉可利用的救援机构、救援路径，在事件发生时能及时联系，帮助居民疏散。

2. 健康教育和家庭访视 对居民进行《突发公共卫生事件应急条例》等相关法律法规知识的宣传；根据事件可能发生的人群、季节，开展针对性的健康教育和自救、互救、避险、逃生等个人防护技能的培训，提高居民的自我防范意识和保护技能，消除恐慌心理，减少损失。

3. 日常演练 社区针对常见突发公共卫生事件应急预案进行操练，如建立应急小组、物质准备、人员配备等，并开展现场救护、卫生处置、疫情防范等，提高社区突发事件应对意识和管理水平，提高医护人员的预防和急救技能。

三、 突发公共卫生事件的报告

突发公共卫生事件信息检测报告，执行首诊负责制。各级各类医疗卫生机构、监测机构和卫生行政部门以及有关单位为责任报告单位。执行职务的医护人员和检疫人员、疾病预防控制人员、乡村医生、个体开业医生均为责任报告人。事件发生后，检测信息初次报告必须在核实确认发生突发公共卫生事件后 24 小时内上报，阶段报告可按每日上报，总结报告在事件处理结束后 10 个工作日内上报。发现下列情形之一，责任报告单位和责任报告人应当在 2 小时内向所在地县级人民政府卫生行政主管部门报告：①发生或者可能发生传染病暴发、流行的；②发生或者发现不明原因的群体性疾病的；③发生传染病菌种、毒种丢失的；④发生或者可能发生重大食物和职业中毒事件的。报告内容包括事件名称、初步判定的事件类别和性质、发生地点、发生时间、发病人数、死亡人数、主要的临床症状、可能原因、已采取的措施、报告单位、报告人员及通讯方式等。

四、 突发公共卫生事件的应急处理

突发公共卫生事件发生后，医疗机构和医务人员应积极做好接诊、收治和患者转运等工作，实行重症和普通患者分开管理，对疑似患者及时排除或确诊；协助疾控机构人员开展标本的采集、流行病学调查工作；做好医院内现场控制、消毒隔离、个人防护、医疗垃圾和污水处理工作，防止院内交叉感染和污染；做好传染病和中毒患者的报告；对群体性不明原因疾病和新发传染病做好病例分析与总结，积累诊断治疗和护理的经验。重大中毒事件，按照现场救援、患者转运、后续治疗相结合的原则进行处置。

📝 **考纲摘要**

1. 我国法定传染病分为甲、乙、丙 3 类，共 37 种。甲类传染病为鼠疫、霍乱 2 种。

2. 传染病二级预防又称为"五早"预防，即早发现、早诊断、早治疗、早报告、早隔离。

3. 痰培养阳性的患者是肺结核的传染源。飞沫和菌尘吸入是肺结核主要的传播途径。

4. HIV 主要侵犯和破坏人体 CD_4^+T 淋巴细胞。

5. 乙型、丙型和丁型肝炎的传染源为病毒携带者和患者，传播途径包括医源性传播、母婴传播、社区获得性传播、直接接触传播、家庭聚集性传播等。

复习思考

一、单选题

1. 需要在发现后 2 小时内报告的传染病，<u>不包括</u> （　　）

    A. 鼠疫、霍乱 　　　　　　　　　B. 肺结核

    C. 传染性非典型肺炎 　　　　　　D. 埃博拉出血热

    E. 人感染禽流感

2. 肺结核最常见症状是 （　　）

    A. 咳嗽、咳痰 　　　　　　　　　B. 咯血

    C. 胸痛 　　　　　　　　　　　　D. 胸闷

    E. 呼吸困难

3. 以下有感染 AIDS 危险的行为是 （　　）

    A. 与 AIDS 患者握手 　　　　　　B. 与 AIDS 患者拥抱

    C. 与 AIDS 患者共同进餐 　　　　D. 与 AIDS 患者共用办公用品

    E. 与 AIDS 患者共用剃须刀

4. 治疗艾滋病的基准药物是 （　　）

    A. 可溶性 rsCD₄ 　　　　　　　　B. 异烟肼

    C. 叠氮胸苷（AZT） 　　　　　　D. 双脱氧肌苷（DDC）

    E. 双脱氧胞苷（DDI）

5. Ⅰ级突发公共卫生事件的预警标识颜色为 （　　）

    A. 红色 　　　　　　　　　　　　B. 橙色

    C. 黄色 　　　　　　　　　　　　D. 蓝色

    E. 绿色

二、论述题

1. 患者，男，26 岁，因肺结核住院治疗两个月后出院，现在家巩固治疗。

问题：如果你是负责该片区的社区护士，应当如何指导该患者家人做好家庭护理？

2. 患者，男，48 岁，建筑工人，患慢性乙肝 10 余年，近期出现乏力、食欲不振、尿黄、腹胀、尿少。经住院治疗好转出院。

问题：该患者应如何进行随访检查？

3. 高护士在采集一名 HIV 阳性患者的血液标本时，左手掌不慎被针头刺伤。

问题：护士小高应当采取哪些应急防护措施？

扫一扫，知答案

扫一扫，看课件

模块九

社区灾害与紧急救护

【学习目标】

1. 掌握检伤分类的方法及标志；伤者的现场救护原则及范围；社区常用急救技术。

2. 熟悉灾害护理不同阶段护士的作用；伤者的转送指征；灾害伤者的一般心理危机干预；灾后卫生防疫基本措施；社区常见意外事件的急救与护理。

3. 了解灾害的概念与分类；灾害护理的定义。

项目一　社区灾害护理

案例导入

2017 年 8 月 8 日，四川省阿坝州九寨沟县发生 7.0 级地震，截至 8 月 13 日，地震造成 25 人死亡，525 人受伤，6 人失联，176492 人受灾，73671 间房屋不同程度受损。地震发生后，四川省地震局立即启动地震应急预案，实施一级响应。

问题：

（1）如果你是参与此次地震医疗救援的护士，应该怎样对伤员进行分类？

（2）地震发生之后，应该采取哪些措施避免灾后传染病的流行？

过去十几年里，世界各地灾害频繁发生，严重影响了人类的健康和生存，例如 2001 年美国"9·11 事件"共造成 3201 人遇难。2004 年印度洋海啸导致至少 22.6 万人死亡。2008 年汶川地震造成 69227 人遇难，374643 人受伤，17923 人失踪。2014 年，西非三国暴发埃博拉出血热，上万人死亡。2015 年寨卡病毒袭击美洲，20 多个国家先后出现疫情。每当灾害发生之后，医疗救援成为减少灾后伤亡，改善灾区人群健康的重要手段和力量。作为灾害医疗救援队伍中的主力军，护士必须掌握灾害护理的相关知识和技术。

一、概述

（一）灾害的概念

目前，关于"灾害"尚无统一的定义。联合国"国际减灾十年"专家组指出："灾害是一种超出受影响社区现有资源承受能力的人类生态环境的破坏。"世界卫生组织将灾害定义为：任何能导致设施破坏、经济严重受损、人员伤亡、健康状况及卫生服务条件恶化的事件，当其规模已超出事件发生社区的承受能力而不得不向社区外部寻求专门援助时，即可称之为灾害。由此可见，灾害具有两大特点：一是具有突发性和破坏性；二是事件的规模和强度超过受灾社区的自救能力或承受能力。

与灾害相近的词是灾难。狭义上，灾难与灾害有差异，灾难指灾害扩大，造成大量人员受伤、死亡、财产损失的情况。广义上，灾害与灾难同义。

（二）灾害的原因与分类

灾害主要来自于自然现象和人类本身的行为，其成因非常复杂。根据引起灾害的原因，常将灾害分为自然灾害和人为灾害两大类。

1. 自然灾害　包括地震、火山活动、滑坡、海啸、热带风暴和其他严重的风暴、龙卷风及大风、洪水、干旱、沙尘暴等。

2. 人为灾害　包括火灾、爆炸、交通事故、建筑物事故、工伤事故等所致的灾害，以及卫生灾害，矿山灾害，科技事故灾害，放射性物质泄漏、战争、恐怖袭击所致灾害等。

（三）灾害护理的概念

目前，对灾害护理的定义尚未达成统一认识，我国护理界常采用日本护理协会对灾害护理的定义：灾害护理即系统、灵活地应用有关灾害的独特护理知识和技能，与其他领域开展合作，为减轻灾害对人类的生命、健康所构成的危害所开展的活动。

灾害护理一般分为三个阶段，即预防期、应对期和重建期。护士在灾害护理的不同阶段起着不同的作用。

1. 预防期　灾害发生前，护士的角色着重于预防、保护和准备。护士的应急准备训练分为三个层次：第一层次是个人的准备，包括身体、情感、军事技能、家庭支持等准备；第二层次是临床技能训练，主要包括创伤救护的技能、伤者分类和现场疏散，灾害中的工作程序以及对伤者的评估、个人防护设备的使用等；第三层次是团队训练，包括操作能力、相关知识、领导和管理能力，以及单位整合和认同的共同训练。

2. 应对期 在灾害救援的实施阶段，护士的主要角色包括：与其他灾害救援人员的通讯联系，建立伤者接收点（安置点）并进行伤者分类，对其他人员（如担架员、志愿者）的工作进行安排，安排伤者分流或转诊，救援区域的安全保障以及合理分配工作人员的职责等。

3. 重建期 灾害应急救援结束后，护士的角色是帮助当地医院恢复功能、建立正常医疗秩序、对灾后危重患者提供长期护理，为伤者提供心理支持，参与灾后公共卫生管理、传染性疾病管理、预防接种等。

二、 社区灾害的护理应对

护士在灾害救援的实施阶段承担了诸多任务，其中最主要的工作是伤者的检伤分类与安置、现场救护和转送护理。

（一）伤者的检伤分类与安置

灾害发生时常导致大规模人员伤亡，而现场医疗卫生资源往往不足，医护人员难以在短时间内同时为所有伤者提供最佳的处理，因而要求医护人员打破平时救治患者的常规，依靠及时有效的检伤分类，将伤者分为不同优先等级，以便合理、高效地应用医疗救援资源，让尽可能多的伤者获得最佳的治疗效果。一般情况下，对伤者进行检伤分类是医生的职责，但当面对批量伤者或医生人力不足的情况下，护士必须履行这项职责。

1. 检伤分类的原则

（1）优先救治病情危重且有存活希望的伤者。

（2）分类时在单个伤者处停留时间不要过长。

（3）分类时只做简单且可稳定伤情但不过多消耗人力的急救处理。

（4）有明显感染征象的伤者要及时隔离。

（5）在转运过程中对伤者进行动态评估和再次分类。

2. START 分类法 即简单分类和快速救治（simple triage and rapid treatment，START），由美国学者提出。START 分类法作为院前识别伤者轻重缓急的工具，特别适用于灾害现场分类，是灾害现场常用的分类方法。该方法根据对伤者的呼吸（respiration，呼吸存在与否及呼吸频率）、循环（perfusion，有无桡动脉搏动）和意识状态（mental status，是否可以听从指令）进行快速判断，将伤者分为第一优先、第二优先、第三优先和最不优先四个组，并用不同颜色区分。START 的具体评估流程，见图 9-1。在分类过程中，医务人员仅为伤者提供必需的急救措施，如开放气道、止血等，在每位伤者身上评估和处置的时间不超过 30 秒。

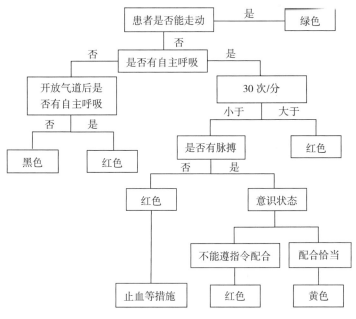

图 9-1 START 评估流程图

3. **检伤分类的标志** 检伤分类过程中，常用颜色醒目的伤情识别卡区分伤者的受伤程度，如红、黄、绿（蓝）、黑四色系统。伤情识别卡一般固定在伤者胸前或未受伤肢体的明显处。

（1）红色 代表非常紧急，应当第一优先处置。这类伤者的伤情危重，但有存活希望，比如昏迷、颈椎受伤、呼吸心跳骤停、活动性大出血、外露性胸腹腔创伤、大面积烧（烫）伤等，必须立即给予现场生命支持，并在 1 小时内迅速转送至确定性医院救治。

（2）黄色 代表紧急，应当第二优先处置。这类伤者的伤势严重，但可以延缓处理，比如需要用止血带止血的血管损伤、多发骨折、开放性骨折、严重头部创伤清醒者，在 4~6 小时内转送治疗不会危及其生命或导致肢体残缺。

（3）绿或蓝色 代表不紧急，应当第三优先处置。这类伤者一般神志清楚，伤情轻，损伤小，能行走，可在现场进行治疗。

（4）黑色 代表死亡，最不优先处置。比如被发现时已无生存希望、治疗为时已晚者。

伤情识别卡除了颜色不同之外，还需注明以下内容：①一般情况：如姓名、电话、年龄、性别、住址或单位；②伤势情况：如生命体征、受伤部位、四肢功能、重要器官等情况；③需要注意的事项：如"可疑脊椎损伤""小心搬运"等提示；④救治和处理：如止血带使用时间、用药名称、剂量及浓度等相关记录。

4. **伤者的安置** 伤者在检伤分类区经伤病情评估和分类后，安置于伤者治疗区，治疗区一般设在比较安全的建筑物或帐篷内。如果伤者人数不多，治疗区可与检伤分类区合并，以减少对伤者的搬动。如果人数较多，则需将治疗区独立设置，以免空间不够而互相干扰。如果人数众多，还需将治疗区细分为轻、重和危重区，以便更有效地运用人力，提高抢救效率。对于重伤组和危重组伤者，应再次进行病情评估和二次分类，并根据分类结果安排现场救治或转送至确定性医疗单位救治。

（二）伤者的现场救护

现场救护是对构成危及生命的伤情或病情，充分利用现场条件，予以紧急救治，使伤情稳定或好转，为转送创造条件，尽最大可能确保伤者的生命安全。有效的现场救护对降低伤者的死亡率和伤残率至关重要。

1. 现场救护的原则与范围

（1）现场救护的原则　有高效快速的原则，先救命后救伤的原则，现场救治与转运相结合原则，安全性原则。同时，医护人员在实施救护时要注重对自身及伤者的安全防护。

（2）现场救护的范围　对呼吸、心跳骤停者，立即施行心肺复苏术；对昏迷者，安置合适体位，保持呼吸道通畅，以防窒息；对发生张力性气胸者，用带有单向引流活瓣的粗针头穿刺排气；对活动性出血者，采取有效止血措施；对有伤口者进行有效包扎，对疑有骨折者进行临时固定，对肠膨出、脑膨出者进行保护性包扎，对开放性气胸者做封闭包扎；对休克或有休克先兆者进行抗休克治疗；对有明显疼痛者，给予止痛药；对大面积烧伤者，给予创面保护；对伤口污染严重者，给予抗菌药物，防治感染；对中毒者，及时注射解毒药或给予排毒素处理。

2. 现场救护的程序

（1）根据灾害现场伤者情况，护士应协助医生对伤者的伤情或病情进行初步评估，迅速判断伤情或病情。

（2）立即实施最急需的急救措施，如开放气道、心肺复苏、止血、给氧、抗休克等，特别必要时可在现场实施紧急手术，尽可能地稳定伤情或病情。

（3）稳定伤者情绪，减轻或消除强烈刺激对其造成的心理反应。

（三）伤者的转送护理

在灾害救援现场，由于环境恶劣、条件限制，不允许就地抢救大批伤者，必须将伤者转送到相对安全的地方，方能实施有效救治。因此，护士做好转送前的准备、转送中的护理和转送后的交接工作，对于保障伤者安全，预防和减少并发症，提高救治效果，具有十分重要的意义。

1. 正确掌握转送指征　伤者在现场的救治措施已完成，如出血伤口已做止血处理并包扎、骨折已做临时固定等，就可以转送。有以下情况之一者应暂缓转送：①病情不稳定者，如出血未完全控制、休克未纠正、骨折未妥善固定等；②颅脑外伤疑有颅内高压，可能发生脑疝者；③脊髓损伤有呼吸功能障碍者；④心肺等重要器官功能衰竭者等。以避免伤者因搬动和转送而使伤情恶化甚至危及生命。

2. **伤者转送前及转送中的要求**　转送前，应做好必要的医疗处置，严格掌握转送的指征，确保转送途中伤者的生命安全；准备好转送工具、监护与急救设备、急救药品；对每一位伤者进行全面评估和处理，注意保护伤口；做好伤者情况登记和伤情标记，并准备好相关医疗文件。转送途中，应加强对伤者护理和安全保障，防止伤情加重。

三、社区灾害重建期健康管理

灾害重建期的健康管理任务主要是灾后心理危机干预和灾后防疫两大方面。

（一）灾后心理危机干预

灾害的发生不仅给人们带来物质上的损失、躯体上的创伤，也会给人们的心理带来影响。灾害事件中的各类人群会出现不同程度的心理失调和情绪反应，如恐惧、感到无助、过度悲伤、背负罪恶感、愤怒、压抑、重复回忆、失去信心等。严重者会出现心理应激性障碍。

1. **灾害后心理应激性障碍**　灾后最常见的心理应激性障碍类型为急性应激障碍（acute stress disorder，ASD）和创伤后应激障碍（post-traumatic stress disorder，PTSD）。

（1）**急性应激障碍**　又称急性应激反应，是由异常和强烈的精神刺激即刻引起的相关应激障碍。急剧、严重的精神刺激因素作为直接原因，如地震、海啸等灾害。急性应激障碍可发生在任何年龄，多数患者遭受刺激后数分钟或数小时即可出现精神症状，表现为有强烈恐惧体验的精神运动性兴奋，行为有一定的盲目性，如多语、乱喊乱叫、躁动、无目的的漫游等；或者为精神运动性抑制，如表情呆滞、不动不语。患者常伴有自主神经功能紊乱症状，如出汗、脸红、心慌、手抖等。如果应激源被消除，症状往往历时短暂，可在数小时、几天或1周内恢复，预后良好。

（2）**创伤后应激障碍**　又称延迟性心因性反应，是一种由异乎寻常的威胁性或灾难性创伤事件，导致延迟出现和长期持续的精神障碍。PTSD可发生在受灾者身上，也可发生在救援人员、志愿者身上，其潜伏期从几周到几个月不等，但一般不超过6个月。PTSD常见的症状为：病理性重现，反复出现创伤性体验，持续的警觉性增高，对与刺激相似或有关情境的回避等，严重者会出现社会功能受损。

2. **灾害伤者的一般心理危机干预**　灾害后心理危机干预主要包括一般心理干预和对ASD及PTSD患者的干预。其中对ASD及PTSD患者的干预通常由专业心理咨询师实施。

心理干预目的主要是帮助身处灾难性事件中的各类人员，特别是灾害幸存者，减轻因灾害造成的痛苦，增强其适应性和应对技能，一般包括以下内容。

（1）接触与介入　通过首次接触建立咨询关系。

（2）确保安全感　确保干预场所的安全性。

（3）稳定情绪　安抚和引导情绪崩溃的幸存者，帮助求助对象理解自己的反应，指导一些基本应对技巧。

（4）收集信息　目的是识别求助对象的需求与担忧，制订针对性的干预措施。需要收集的信息主要包括灾难经历的性质和严重程度、家庭成员或朋友的死亡情况、原有的身心疾病及求治情况、社会支持系统、有无负面情绪和物质及药物滥用情况等。

（5）实际帮助　从最紧迫的需求着手为求助对象提供帮助。首先满足其对物质和身体的需求。

（6）联系社会支持系统　帮助求助对象尽可能利用即时可用的社会支持资源。

（7）提供必要信息　包括目前灾害的性质与现状、救助行动的情况、可以获得的服务、灾后常见的应激反应、自助和照顾家人的应对方法等。

3. 救援人员的心理干预　在灾害救援中，救援人员要接触和处理大量的死伤者，容易出现短期和长期的精神紧张和心理应激。救援人员本身的心理应激不仅会给救援行动及其效率带来一定的影响，也会影响救援人员的自身健康，因此对救援人员的心理疏导尤为重要。

（二）灾后防疫

卫生防疫是灾后重建期重要的健康管理工作。地震、洪水等灾害破坏了原有生态平衡，蚊蝇等动物媒介滋生，饮水供应系统被破坏，水源污染，食物霉变或腐败，居住条件恶劣、卫生状况堪忧。同时，灾害引发的大量人口流动，也增加了传染病流行的风险。因此，做好灾后各项卫生防疫工作具有十分重要的意义。

1. 准备工作　在地震、洪水活跃区制订传染病控制预案；平时加强相关人员培训、演练；储备急需物资。

2. 灾后卫生防疫措施

（1）选择合适的安置场所，建立临时厕所，防止粪便污染水源，粪便每日消毒。

（2）设立水源保护区或临时供水站，水源供水必须消毒后方可饮用，常用煮沸法消毒。

（3）加强对灾区食品的贮存、运输和分发的卫生监督；加强食品卫生知识的宣传教育。

（4）加强日常消毒工作。

（5）加强对蚊、蝇、鼠等媒介生物的控制。

（6）做好尸体的消毒和掩埋工作。

（7）预防接种是对易感者采取的及时有效的预防措施。

（8）开展健康教育。医务人员可结合当地实际情况，多途径、多形式地开展健康教育，将相关卫生防疫知识及时传播到目标人群。

项目二　社区紧急救护

案例导入

12月28日，某社区出租房一租户电话求助附近的社区卫生服务站，求助者报告家中有人晕倒，自己头晕想吐。社区医生和护士立即赶往出事租户家中，发现该租户家的门窗紧闭，屋子中间有一个连着烟囱的煤炉，一中年妇女晕倒在地上。

问题：

（1）该租户家中可能发生了什么健康问题？

（2）社区医生和护士应该采取哪些急救与护理措施？

当发生突发性意外事故或急性病发作时，患者如果能够得到及时、正确的院前救护，对挽救生命、减少伤残具有十分重要的意义。社区护士作为基层一线的医疗卫生保健人员，担负着重要的院前救护职责。掌握恰当的急救知识和熟练的救护技术，是岗位对社区护理提出的基本要求。

一、概述

（一）社区急救护理的概念

社区急救又称社区紧急救护或院前急救，是指对在社区内发生的各种急症、遭受各种意外伤害及中毒等情况的患者采取紧急救护措施，包括现场急救及监护转院。社区急救护理的任务是采取及时、有效的急救护理措施和技术，最大限度地减少患者的疾苦，降低致残率，减少死亡率，为医院抢救打好基础。

（二）社区急救护理的原则

1. 镇静、求助原则　遇到意外伤害发生时不要惊慌失措，保持镇静，并设法维持好现场秩序。同时向急救中心呼救，争取尽快得到急救外援。

2. 救助生命、就地抢救原则　首先要挽救生命，然后再进行其他救治。比如，遇到有心跳呼吸骤停又伴有骨折者，应先复苏后固定；遇有创伤大出血者，应先止血后包扎；同时遇到生命垂危者和病情较轻者时，应先重症后轻伤。在火灾、塌方、毒气泄漏等事故现场，应立即将患者脱离危险环境，再进行抢救。

3. 送医疗单位急救原则　对伤情稳定、估计转运途中不会加重伤情的患者，迅速组织人力，利用各种交通工具，火速将其转运到附近医疗单位进行急救。在送往医院的途中，必须密切监控病情变化，持续抢救措施，减少颠簸，注意保暖，平安到达目的地。

4. 服从统一指挥原则　大规模现场抢救，必须服从统一指挥，不可我行我素、各自为政。

二、 常用救护技术

（一）现场搬运法

当意外伤害发生的现场不利于救治时，必须将患者转移到安全的地方进行救治，搬运过程中，需采用正确的方法，避免因搬运造成伤者更大的损伤。

1. 单人搬运法　多用于伤者不能自行行走，救护人员只有一人时。常用方法有：

（1）背负法　对神志清醒的伤者采用普通背负法即可；对意识障碍的伤者，可采用交叉双臂紧握手腕的背负法，以使伤者紧贴救护者，减少行走时摇动给伤者带来的损伤。当救护者需要攀附其他物体才能保持平衡脱离险境时，可将伤者扛在肩上，一只手臂固定伤者，另一只手臂用于攀附。

（2）抱持法　救护者一手抱住伤者的背部，一手托住其大腿，将伤者抱起。

（3）拖拉法　对体重较重的伤者，救护者可从其身后将其抱住拖出；也可用大毛巾将伤者包好，然后拉住毛巾的一角将其拉走。

以上方法均不适用于脊柱骨折、股骨干骨折和胸部损伤的伤者搬运。

2. 双人搬运法

（1）椅托法　由两名救护者面对面分别站在伤者两侧，各伸出一只手放于伤者大腿下并相互握紧，另一只手彼此交替搭在对方肩上，起支持伤者背部的作用。

（2）双人拉车法　两名救护者，一人站在伤者的头部，两手伸于伤者腋下，将其抱入怀中；另一人站在伤者的两腿之间，抱住双腿，两人步调一致将伤者抬起运走。

3. 多人搬运法　对损伤严重的患者，如头颈部骨折、脊柱骨折、大腿骨折、开放性胸腹外伤等，必须要有多名救护人员协同参加并应用器械，才能防止因搬运不当而造成的伤残或死亡。

（1）脊柱损伤者的搬运　先将伤者身体放平，使其上、下肢伸直，将一块硬木板放在伤者身体一侧，由3名及以上救护人员水平托起伤者躯干，其中1人指挥整体运动，合力将伤者平起平放地移至木板上。搬运过程中动作要轻柔、协调，以防伤者躯干扭转。对颈椎损伤者，搬运时要有专人扶住伤者头部，使其与躯干轴线一致，防止摆动和扭转。伤者放在硬木板上后，用沙袋固定伤者的颈部和躯干部，以防送往医院过程中发生摆动，造成再次损伤。

（2）大腿骨折者的搬运　需先将伤肢用木板固定后再用担架搬运，以防骨折断端刺破大血管加重损伤。其他一些较严重的损伤也需使用担架进行搬运，以减轻伤者的痛苦。

（二）心肺复苏术

心肺复苏术（cardiopulmonary resuscitation，CPR）是针对多种病因，如急性心肌梗死、严重创伤、电击伤、溺水、挤压伤、踩踏伤、中毒等，引起呼吸、心跳骤停的急症危重患者所采取的关键抢救措施，包括基础生命支持、高级生命支持和持续生命支持三个阶段。社区急救主要提供基础生命支持，实施方法如下。

1. 评估环境　评估现场环境是否安全。

2. 快速判断患者意识并呼救　拍打患者双肩部并大声呼叫，若患者无反应，立即呼救，启动急救反应系统，同时记录时间。

3. 检查颈动脉搏动　触摸患者颈动脉 5~10 秒，无搏动者，即可判断为心跳骤停。

4. 心肺复苏　徒手成人心肺复苏分为三个步骤：胸外心脏按压；开放气道；人工呼吸。

（1）胸外心脏按压（circulation，C）　将患者仰卧于硬板床或硬地面上，救护者双手重叠，掌根置于患者剑突上两横指或两乳头连线中点处，双臂伸直，借助自身体重和肩臂力量，垂直向下按压。放松时应让患者胸壁充分回弹，但掌根不离开患者皮肤。按压频率为每分钟 100~120 次。按压深度至少 5cm，但不超过 6cm。按压与放松比为 1∶1。

（2）开放气道（airway，A）　松开患者领口，清除口腔异物。对没有颈部外伤者，采用仰头抬颏法开放气道；对疑有颈部损伤者，使用托颌法开放气道。

（3）人工呼吸（breathing，B）　吹气前用按压患者前额的手捏住患者鼻孔，另一手固定患者下颌，开启口腔，救护者正常吸气后，张开口完全包住患者的嘴缓慢向患者肺内吹气，持续吹气 1 秒，使胸廓明显上抬，吹气 2 次后继续心脏按压。

胸外心脏按压与人工呼吸的比例为 30∶2，尽可能减少胸外按压中断，中断时间控制在 10 秒内。开始按压 2 分钟或连续 5 个心肺复苏周期后，应评估检查 1 次患者的脉搏、呼吸、瞳孔，以后每 2 分钟检查 1 次，检查时间不超过 5 秒。如果有两人以上参与抢救，由协助者检查，并实行 2 分钟责任制，即按压 2~3 分钟更换按压人员 1 次。

5. 心肺复苏终止指标　①患者已恢复自主呼吸和心跳；②确定患者已死亡。

（三）止血技术

1. 加压止血法　是最简单、最有效的止血方法。用灭菌纱布、灭菌医用无纺布（也可用清洁毛巾、布料、手帕等代替），直接覆盖伤口上，再用手掌在上面直接压迫，或用绷带或布带加压包扎。适用于创面大、渗血多的毛细血管出血，如皮肤撕脱伤、擦伤等；以及中小静脉出血，如锐器伤。

2. **填塞止血法** 用无菌敷料或干净的布料填入较深较大的伤口内，外加大块敷料加压包扎。一般用于穿通伤、腋窝、肘窝、腘窝或腹股沟等处的伤口。

3. **指压止血法** 是用于动脉出血的一种临时止血方法。依据动脉分布情况，操作时用手指、手掌或拳头在出血部位的近心端，用力将该动脉压在骨上，以切断血流，达到止血的目的。适用于头、面、颈部和四肢。

4. **加垫屈肢止血法** 可用于外伤出血量较大，肢体无骨折的伤病员。但使用不当会造成血管、神经损伤，故不宜首选。

5. **止血带止血法** 一般只适用于四肢大、中动脉伤出血，采用其他止血方法后仍不能有效控制的出血时使用，若使用不当会造成严重的出血或肢体缺血坏死。伤肢远端明显缺血或有严重挤压伤时禁用此种方法止血。采用止血带止血时应每隔30~40分钟放松1次，每次放松时间约1分钟。上止血带前应先将伤肢抬高，尽量使静脉回流，在出血点的近心端，先用毛巾、衣服或其他软织物垫好，将止血带适当拉长，缠绕肢体两圈，在外侧打结固定，依靠止血带的弹性压迫血管，达到止血的目的。

（四）包扎技术

体表各个部位的伤口，除需要采用暴露疗法外，均需要包扎。包扎的材料有制式材料和就便材料两种，制式材料如绷带、三角巾、四头带等。选用绷带包扎伤口时，应先用纱布或替代品覆盖伤口，再用绷带缠绕包扎，不宜缠绕过紧或过松，防止局部肿胀或滑脱。绷带包扎的具体方法有：

1. **环形包扎法** 将绷带作环形重叠缠绕。第一圈环绕稍作斜状，第二、三圈作环绕，并将第一圈斜出的绑带角反折至圈内重叠环绕固定，以后的每一圈均将上一圈的绷带完全覆盖，最后将带尾剪成两头打结固定。此法用于肢体较小或圆柱形部位，如手、足、腕部和额部，亦用于各种包扎起始时。

2. **螺旋形包扎法** 先按环形法缠绕数圈，然后将绷带按一定间隔向上作螺旋形缠绕肢体，每缠绕1圈都将上1圈绷带覆盖1/3或1/2，最后打结固定。此法多用于周径近似均等的部位，如上臂、手指等。

3. **螺旋反折包扎法** 开始先做两周环形包扎，再做螺旋包扎，然后以一手拇指按住绷带上面正中处，另一手将绷带自该点反折向下，盖过上一周绷带的1/3或2/3。每1周绷带的反折处应排列整齐，呈一直线。绷带反折处不应在伤口上或骨隆突处。此法多用于周径不等部位的包扎，如前臂、小腿、大腿等。

4. **"8"字形包扎法** 包扎起点在关节中央，先作一固定的环绕，然后由上向下缠绕1圈，再由下向上缠绕1圈成"8"字形来回缠绕，并覆盖前圈的1/2，带尾打结固定。此法多用于肩、肘、膝、髋等关节部位的包扎。

（五）外伤固定术

外伤的固定与止血、包扎一样都是基本的救护技术。常用的固定材料有木制夹板、塑料夹板、充气夹板，紧急情况下就地取材，木棍、树枝、竹子、硬纸板、杂志、书本等均可以做固定用的材料。

1. 上臂的固定　患者伤臂屈肘90°用两块夹板固定伤处，一块放在上臂内侧，另一块放在外侧，然后用绷带固定。如果只有一块夹板，则将夹板放在外侧加以固定。固定好后，用绷带或三角巾悬吊伤口。如果没有夹板，可先用三角巾把上臂固定在身体上，再用三角巾加以悬吊。

2. 前臂的固定　患者伤臂屈肘90°，用两块夹板固定伤处，分别放在前臂内外侧，再用绷带缠绕固定。固定好后，用绷带或三角巾悬吊伤肢。如果没有夹板，可利用三角巾加以固定，三角巾上放杂志或书本，前臂置于书本上即可。前臂骨折无夹板固定，先用软垫衬于受伤部位，再用吊带承托伤臂。

3. 大腿的固定　将伤腿伸直，两块夹板分别放在大腿内外侧，外侧夹板长度上至腋窝，下过足跟，再用绷带或三角巾固定。如无夹板，可利用另一未受伤的下肢固定。

4. 小腿的固定　将伤腿伸直，夹板长度上过膝关节，下过足跟，两块夹板分别放在大腿内外侧，再用绷带或三角巾固定。如无夹板，可利用另一未受伤的下肢进行固定。

三、 社区常见意外事件急救与护理

突发意外事件可能造成人员伤亡。掌握不同意外事件的急救方法对于降低伤残、减少死亡具有重要的意义。

（一）溺水的急救与护理

溺水是由于大量水灌入肺内，或冷水刺激引起喉痉挛，造成窒息或缺氧。若抢救不及时，4~6分钟内即可死亡。因此，必须争分夺秒地进行现场急救。溺水的急救与护理措施为：

1. 保持呼吸道通畅　将落水者拖带上岸（船）后，立即清除口、鼻内污泥、杂物、假牙等，并松解落水者衣领、纽扣、腰带、背带等，必要时将其舌头用手巾、纱布包裹拉出，保持呼吸道通畅，这一过程应快速完成。

2. 迅速进行控水　将溺水者放在斜坡地上，使其头向低处俯卧，压其背部，将水倒出。如无斜坡，急救者一腿跪地，另一腿屈膝，将溺水者腹部横放在屈膝的大腿上，使其头部下垂，接着拍其背部，将口、鼻、肺部及胃内积水倒出；或由急救者抱起溺水者的腰腹部，使其背向上、头向下，此法也能使水倒出来。

3. 及时进行心肺复苏　如溺水者呼吸、心跳已停止，应立即进行心肺复苏。向溺水者肺内吹气之初，必须用力，以便使气体加压进入灌水萎缩的肺内，尽快改善窒息状态。

4. 送医院抢救　经现场初步急救后，迅速将溺水者送医院继续治疗。

（二）创伤的急救与护理

创伤为机械因素加于人体所造成的组织或器官的破坏。根据受伤部位可分为颅脑创伤、胸部创伤、腹部创伤、四肢创伤、脊柱脊髓损伤等。社区创伤救护属于创伤院前急救。创伤院前急救与护理的原则是：

1. 树立整体意识　重点、全面了解伤情，避免遗漏，注意保护自身和患者的安全，同时向急救中心呼救。

2. 先救命　检查伤情，重点检查伤者的意识、呼吸、心跳；如发现呼吸、心跳骤停，立即进行心肺复苏术。

3. 后治伤　快速、有效止血。优先包扎头部、胸部、腹部伤口，以保护内脏，然后包扎四肢伤口；先固定颈部，然后固定四肢。操作应迅速、平稳，防止加重损伤。

4. 佩戴个人防护用品　尽可能戴上医用手套，或用几层纱布、干净布片、塑料袋替代。

5. 转送至医院治疗　现场紧急处置后，迅速将伤者转送至医院继续治疗。

（三）烧伤的急救与护理

烧伤是由热水、蒸汽、火焰、强酸、强碱、电流、放射线等原因所致的皮肤等组织的损伤，是生活中常见的意外伤害。烧伤的急救与护理措施：

1. 降温　迅速以冷水冲洗患部，或将烧伤部位泡在冷水中，降低患部的温度，以减轻伤害。如为药物烧伤，冲洗时间要加长，尽量洗净浸入皮肤内的药物，以免高温烫伤后继续受到化学烧伤。若为Ⅱ度、Ⅲ度烧伤，切不可用水直接冲洗，可用毛巾覆盖伤处后再冲洗。

2. 脱去衣物　将烧伤部位的衣物、饰物、鞋子等移除。若衣物与皮肉黏在一起，不得强行移除，可用剪刀剪开。

3. 保护伤口　将无菌敷料覆盖在伤口上，不得在烧伤区域涂抹任何液体。

4. 抬高受伤部位　严重烧者让其躺下，将受伤部位垫高（高于心脏）；详细检查患者有无其他伤害，维持呼吸道畅通。

5. 就医　转送至医院继续治疗。

（四）中毒的急救与护理

常见的急性中毒事件有毒蛇咬伤、毒虫咬伤、食物中毒和煤气中毒等。中毒的急救可分除毒、解毒和对症三步。

1. 毒蛇咬伤的急救与护理　毒蛇一般在 4～10 月活动。毒蛇伤人时，毒液通过毒牙进入伤口，使人中毒。毒蛇咬伤的急救与护理措施：

（1）保持镇静　不要让伤者奔跑，尽量减少移动，以免加速毒液吸收和扩散。

（2）绑扎伤口　立即在伤口近心端绑扎止血带、布条、绳子等。若手指被咬伤绑扎在指根部位，手掌或前臂被咬伤绑扎在肘关节部位，足趾被咬伤绑扎在足趾根部，足部或小腿被咬伤绑扎在膝关节下，大腿被咬伤绑扎在大腿根部，以减缓甚至阻止毒素蔓延到其他部位。绑扎的松紧程度，以阻断淋巴管和静脉的血流而不妨碍动脉供血为宜。绑扎时需留一较长的活结头，以便于解开。绑扎需在咬伤后 30 分钟内施行。绑扎处每隔 15 分钟放松 1~2 分钟，以防局部缺血。毒素彻底排出后撤掉绑扎。

（3）扩创排毒　绑扎后立即用清洁水、肥皂水或高锰酸钾溶液冲洗伤口。如果伤口内有毒牙残留，需迅速用尖锐物品按毒牙痕方向纵向切开皮肤将其挑出。如有两个毒牙，需将两个毒牙痕连贯起来，以促使淋巴液和血液外流，使毒液更多排出。接着用手自上而下、自周围向创口中心挤压伤口或用嘴吮吸伤口排毒。用嘴吮吸时，吮吸者口腔、嘴唇必须无破损、无龋齿，否则有中毒危险。吸出的毒液随即吐掉，并用清水漱口。

（4）使用蛇药　为了抑制毒液的作用，咬伤后立即服用各种蛇药，并在伤口处敷用。

（5）送医院治疗　实施急救措施后，应迅速送往医院救治。

2. 煤气中毒的急救与护理　煤气中毒实质是一氧化碳（CO）中毒。CO 与血液中血红蛋白结合力比氧气与血红蛋白结合力大 240 倍，因此，当人体吸入 CO 后，CO 立即与血红蛋白结合，形成碳氧血红蛋白，破坏了血红蛋白运输氧气功能，从而使人体缺氧而发生煤气中毒。煤气中毒的急救与护理措施：

（1）转移伤员　关闭煤气，打开门窗，将患者搬到空气新鲜、流通且温暖的地方。

（2）现场抢救　解开衣服，放松皮带，检查中毒者面色、意识、呼吸、心跳、肢体抽搐、麻木、呕吐等情况。对意识丧失者，保持呼吸道畅通；有自主呼吸者，给予氧气吸入；呼吸表浅或呼吸停止者，立即进行心肺复苏术；昏迷不醒者，可掐人中穴；意识清醒者，让其饮浓茶水或热咖啡。

（3）注意保暖　给患者加盖衣被，防止其受寒；进行肢体按摩，促进血液循环。

（4）送医院治疗　中毒程度重者，经上述处理后，尽快送往医院继续治疗。

（五）触电的急救与护理

触电又叫电击伤。有多种原因，如不懂安全用电常识，自行安装电器；家用电器漏电而用手触摸开关、灯头、插头等；因暴风雪、火灾、地震、房屋倒塌等高压线折断后落地而不慎触及；救护时直接用手拉触电者等。触电的急救与护理措施：

1. 切断电源　对于低压触电事故，应迅速切断电源。如果一时不能切断电源，救护者应穿上胶鞋或站在干的木板凳子上，双手戴上厚的塑胶手套，用干的木棍、扁担、竹竿等不导电物体挑开触电者身上的电线，或灯、插座等带电物，尽快将触电者与电源隔离。对于高压触电事故，在尚未确定线路无电的情况下，救护者在未做好安全措施之前应站在断线点 10m 外，以防受伤。同时，立即通知有关部门断电。对不能及时断电的，可抛掷裸金属线，使线路短路接地，迫使保护装置断开电源。抛掷金属线前，注意应将金属线的一端接地，然后抛掷另一端。当触电者脱离带电线后，应迅速将其带到 8～10m 外，然后实施急救。

2. **抢救处理** 若触电者出现心慌、呼吸急迫、面色苍白，应让其就地平躺，安静休息，以减轻心脏负担，并密切观察其呼吸和脉搏的变化。若触电者神志不清醒，有心跳但呼吸停止或呼吸极微弱时，应及时开放气道，并进行口对口人工呼吸。心跳、呼吸均停止，并伴有其他伤害时，应迅速实施心肺复苏术，然后再处理外伤。对伴有颈椎骨折的触电者，在开放气道时不应使头部后仰，以免引起高位截瘫。

3. **送医院救治** 经紧急处理后，马上送往医院继续治疗。

考纲摘要

1. 对佩戴红色伤情识别卡的伤员应在 1 小时内迅速转送至确定性医院救治。

2. 灾后最常见的心理应激性障碍类型分为急性应激障碍（ASD）和创伤后应激障碍（PTSD）两类。

3. 成人胸外心脏按压频率为每分钟 100～120 次；按压深度至少 5cm，但不超过 6cm；按压与放松比为 1:1；胸外心脏按压与人工呼吸的比例为 30:2。

4. 加压止血法是最简单、最有效的止血方法。

5. 采用止血带止血时应每隔 30～40 分钟放松 1 次，每次放松时间约 1 分钟。

复习思考

一、单选题

1. START 分类过程中，强调在每位伤者身上评估和处置的时间不超过（ ）秒

A. 10　　　　　　　　　　B. 15

C. 20　　　　　　　　　　D. 30

E. 40

2. 关于心肺复苏的描述，下列描述不正确的是（ ）

A. CPR 的程序为 C-A-B　　　B. 人工呼吸与胸外按压比例为 2:30

C. 胸外心脏按压频率不超过 100 次/分　　D. 有条件要及早实施体外除颤

E. 有效、不间断的心脏按压

3. 患者伤情重，但生命体征稳定，有潜在危险。此类伤者应在 4～6 小时内初步紧急救护后优先转运。此类患者的伤情识别卡的颜色是（ ）

A. 红色   B. 黄色

C. 绿色   D. 黑色

E. 蓝色

4. 右腕动脉断裂出血，采用肱动脉止血带压迫止血，应多长时间松开止血带一次（   ）

A. 30 分钟   B. 1 小时

C. 2 小时   D. 3 小时

E. 4 小时

5. 毒蛇咬伤后绑扎伤口，需要在（   ）分钟内施行。

A. 15   B. 20

C. 30   D. 40

E. 45

二、论述题

1. 简述检伤分类的方法及标志。

2. 为什么说"大灾之后必有大疫"？如何才能防止灾后疫情发生？

3. 世界卫生组织的调查结果显示，发生重大灾害后，有 30% ~ 50% 的受灾人群会出现中度至重度的心理失调，需要专业的心理干预。

问题：

（1）当重大灾害发生时，受灾人群常常会出现哪些心理失调症状？

（2）作为护士，可以为受灾人群提供哪些心理支持？

4. 某公园发生了游客溺水事件，社区医生和护士赶到现场时，救援人员正把溺水游客抱上岸。

问题：社区医生和护士应对溺水游客进行哪些急救处理？

扫一扫，知答案

扫一扫，看课件

模 块 十

社区康复护理

【学习目标】

1. 掌握良肢位摆放、脑卒中的康复护理措施。

2. 熟悉康复护理的对象与评定；日常生活活动能力训练；精神分裂症和脊髓损伤的康复护理措施。

3. 了解康复护理的基本概念和内容、康复环境改造、康复工程技术的运用与指导。

目前我国残疾人总数近 8300 万人，社区康复护理对残疾人回归社会起着重要作用。世界卫生组织曾提出，要通过社区康复为患者提供基本服务和训练，在社区层次上，为居民提供有关疾病的预防、治疗和康复服务，帮助病、伤、残者最大限度地恢复功能，提高生活质量，回归家庭和社会。

项目一 社区康复护理概述

一、 社区康复护理概念

1. 康复 康复（rehabilitation）原意为"复原""恢复"。世界卫生组织将康复定义为：综合、协调地应用各种措施，预防或减轻病、伤、残者的身心和社会功能障碍，以达到和保持生理、感官、智力、精神和社会功能的最佳水平，使病、伤、残者能提高生存质量和重返社会。

2. 社区康复 社区康复（community – based rehabilitation，CBR）是指在社区内，利用和依靠社区的人力资源，根据社区内康复对象的康复需求，由康复对象及其家属和社会工作者参与的康复。

3. 康复护理　康复护理是护理学的一个分支，也是康复医学的重要组成部分。康复护理是在康复医疗实施过程中，为达到全面康复的目标，与其他专业康复人员紧密协作，对康复对象进行基础护理和各种专门的功能训练，以预防残疾的发生、发展和继发性残疾，减轻残疾的影响，最终使患者达到最大限度的康复和重返社会。

4. 社区康复护理　社区康复护理是将现代整体护理的理念融入社区康复，在康复医师指导下，在社区层次上以家庭为单位、以健康为中心、以人的生命为全过程，社区护士利用社区的人力、物力、财力，依靠各种力量（残疾者家属、医务工作者和所在社区的相关部门等）的合作，对社区伤残者进行家庭康复护理，其精髓在于"社区组织、社区参与、社区训练、社区依靠、社区受益"。

二、 社区康复护理对象

社区康复护理的对象为社区内所有有康复需求的人，主要包括残疾人、老年人和慢性病患者。

1. 残疾人　残疾人是指因生理、心理、精神和解剖等结构与功能异常或丧失，部分或全部失去以正常方式从事个人或者社会生活能力的人。

2. 老年人　老年人机体脏器功能逐渐减退，慢性病患病率较高，容易发生功能障碍甚至致残疾。因此，老年人在生活自理、参与家庭和社会生活等方面存在着不同程度的康复需求。

3. 慢性病患者　慢性病病程长，病理改变缓慢进展且不可逆，久之可导致相应脏器功能障碍，使原发病情加重，形成恶性循环。患者往往需要长期的医疗指导和康复训练。

三、 社区康复护理评定

康复护理评定是社区康复工作人员采用客观、有效的方法，全面、系统地收集康复对象的功能状况信息，判断其功能障碍的种类、性质、部位、严重程度和预后的过程。它贯穿于社区康复护理的始终，是制订康复计划的前提，也是评估康复结果的客观依据。

WHO 将人类功能障碍分为功能形态障碍、能力障碍和社会因素障碍，康复评定紧紧围绕这三个层面进行。通常功能形态障碍评定包括关节活动度、肌张力、肌力、身体形态、运动发育与运动控制、协调与平衡、上下肢功能、感觉、认知、呼吸及循环系统的评定等；能力障碍评定包括作业活动能力评定等；社会因素障碍评定包括职业评定、各种自然环境、社会人文环境的评定等。

（一）肌力测定

肌力是指肌肉收缩产生的最大力量。肌力测定是测定受试者在主动运动时某块肌肉或肌群收缩的力量，以评定该肌肉的功能状态。肌力测定是社区康复护理评定的一项重要内容，常用方法有徒手肌力测试和器械肌力测试两种。徒手肌力测试（manual muscle testing，MMT）由 Lovett 于 1916 年提出。该方法不借助任何器材，仅靠检查者徒手对受试者进行肌力测定，不受检查场所的限制，是目前常用的肌力检查方法。MMT 的评价标准分为 6 级，见表 10-1。器械肌力测试是使用专门器械对肌群肌力进行检查，操作技术较复杂，未得到广泛应用。

表 10-1 徒手肌力测定分级标准

级别	标准	为正常肌力的（%）
0	无可测知的肌肉收缩	0
1	有轻微肌肉收缩，但不能引起关节运动	10
2	在减重状态下能作关节全范围运动	25
3	能抗重力作关节全范围运动，但不能抗阻力	50
4	能抗重力及轻度阻力，做关节全范围运动	75
5	能抗重力及最大阻力，做关节全范围运动	100

（二）关节活动度测定

关节活动度（range of motion，ROM）又称关节活动范围，是指关节运动时可达到的最大弧度。通过关节活动度测定，可以确定患者关节活动是否受限以及受限程度，并发现影响关节活动的原因，为选择治疗方法和判定治疗效果提供客观依据。关节活动度通常采用量角器进行测量，见图 10-1。将所测得的关节活动的度数与正常人各关节活动正常度数做比较，即可确定患者关节损伤的程度，也可为康复效果的评定提供依据，见表 10-2。

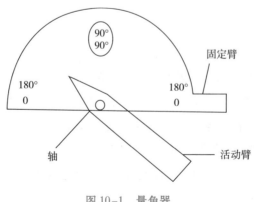

图 10-1 量角器

表 10-2　人体四肢关节平均活动范围

关节名称	活动形式	活动范围	关节名称	活动形式	活动范围
肩关节	屈	180°	髋关节	屈	125°
	伸	50°		伸	15°
	外展	180°		外展	45°
	内收	40°		内收	45°
	外旋	90°		外旋	45°
	内旋	90°		内旋	45°
肘关节	屈	150°	膝关节	屈	150°
	伸	0°		伸	0°
腕关节	屈	80°	踝关节	屈	45°
	伸	70°		伸	20°
	外展	20°		内翻	35°
	内收	45°		外翻	25°

（三）日常生活活动能力评定

日常生活活动能力（activities of daily living，ADL）是指人类为了维持生存以及适应生存环境而每天反复进行的、最基本的、最具有共性的活动，即进行衣、食、住、行和保持个人卫生，以及进行独立的生活活动所必需的一系列基本活动。ADL 评定常用 Barthel 指数记分法。该评定方法主要通过对进食、洗澡、修饰、穿衣、控制大便、控制小便、如厕、床椅转移、平地行走及上下楼梯十项日常活动的独立程度进行打分，以测定患者的 ADL 能力，从而为康复护理计划的制订、康复效果的评估提供依据，见表 10-3。

表 10-3　Barthel 指数记分法

项目	自理	稍有依赖	较大依赖	完全依赖
进食	10	5	0	0
洗澡	5	0	0	0
修饰（洗脸、梳头、刷牙、刮脸）	5	0	0	0
穿衣（包括系鞋带等）	10	5	0	0
控制大便	10	5	0	0
控制小便	10	5	0	0
用厕所（包括清洁、穿衣、冲洗）	10	5	0	0
床-椅转移	15	10	5	0
平地走 45m	15	10	5	0
上下楼梯	10	5	0	0

注：总分为 100 分；0～20 分功能严重障碍，日常生活完全依赖；21～40 分生活需要很大帮助，属重度依赖；41～60 分生活需要中等程度帮助；＞60 分生活大部分自理；100 分基本生活独立自理，不需他人照顾。

四、 社区康复护理内容

社区康复护理的主要任务是预防慢性病，促进伤残者康复，纠正不良行为，预防并发症和伤残的发生，最大限度地发挥伤残者的自理、自立能力以及生活应对能力。社区护士在工作中，应依靠社区的力量，与伤残者保持良好的沟通和交流，保证他们在社会和法律上得到应有的帮助。具体的工作内容如下：

1. 开展社区康复护理现状调查，预防残疾发生。

2. 针对社区病、伤、残者功能障碍的性质、程度，采用成熟的康复技术，进行功能促进护理，预防继发性的功能障碍和并发症发生。

3. 训练社区病、伤、残者自我护理能力，由"我为患者做"到"患者自己做"。

4. 对社区病、伤、残者进行辅助器材选择指导和使用训练。

5. 做好社区病、伤、残者康复期间的基础护理和心理护理。

项目二　常用康复护理技术

📖 **案例导入**

患者，男，50岁，不慎从高处坠落造成 $T_{11} \sim T_{12}$ 骨折，脊髓挫裂伤。经住院治疗病情好转，回家继续康复。社区护士家庭访视发现，患者双下肢肌力0级、肌肉萎缩，感觉平面为髋关节下7cm，小便失禁，大便约4~5次/天。

问题：

(1) 为了方便患者回家后的生活，家庭环境应做哪些改造？

(2) 针对患者目前情况，社区护士应给予哪些康复训练指导？

一、 环境改造

良好的环境有利于康复对象恢复健康，社区护士应重视康复环境的建立和选择，了解康复环境的要求和设施，为残疾者提供良好的生活环境和活动场所。

（一）社区环境

社区环境应有利于功能障碍者。社区街道应标明车道、人行道、过街道及过街指示灯；街道旁设休息椅，过街人行道与车道小斜坡连接；公共楼房应设斜坡楼梯和平台，以便轮椅通行，斜坡表面应选用防滑材料，倾斜的角度为5°左右，宽度1~1.14m，两侧应有5cm高的凸起围栏以防轮子滑出；阶梯式楼道两侧应有离地面0.65~0.85m高的扶手，每个台阶的高度不应大于15cm，深度为30cm，梯面用防滑材料；楼梯、走廊应有1.2m以上的宽度；社区中电梯厢面积不小于1.5m×1.5m，电梯门宽不小于80cm，电梯门对应面应装有镜子，以便乘轮椅者观看自己的进出是否已完成，电梯控制装置距离地面应1m左右，以方便乘坐轮椅者使用；公共厕所应设残疾人厕位。

（二）居家环境

为方便使用轮椅者的日常生活，家庭日常生活设施应以安全、自由空间大、功能齐全为准则。

1. 房门　取消门槛，门宽85cm以上，以便步行器或轮椅顺利通过；门内外应有1.5m×1.5m的平台，以便能够转身开关门；宜用折叠门或推拉门，使用长型门把，以便于开关；地面防滑、干燥、不打蜡等。

2. 卧室　房间需通风良好、光线充足，墙面距地面1m高处安装水平扶手杆；卧室内床、椅高度60cm左右，以患者坐位时两脚能平放在地面为宜；卧室桌前、柜前、床边应有1.6m的活动空间，以便轮椅做360°旋转；衣柜内挂衣架的横木≤1.2m，衣柜深度≤60cm；墙上电灯开关距离地面高度应<92cm，墙面电源插座以离地≥30cm为宜。

3. 卫生间　厕所一般采用坐式马桶和坐式淋浴，高度40～50cm，坐便器周围有扶手，两侧扶手相距80cm左右；淋浴喷头高度应以坐在座椅上能拿到为宜；洗手池的最低处高度>69cm，以使乘坐轮椅者的腿部能进入池底，便于接近水池洗漱。

二、 良肢位与功能训练

（一）良肢位

良肢位（good limb position）是指从康复治疗的角度出发而设计的一种临时性体位，有助于预防或减轻痉挛的出现或加重，避免关节挛缩、畸形等并发症发生。

1. 偏瘫患者良肢位

（1）仰卧位　头下垫枕，不宜过高。患侧肩胛部垫一个比躯体略高的枕头，将伸展的上肢置于枕上，防止肩胛骨后缩；前臂旋后，掌心向上，手指伸展。在患侧臀部及大腿外侧垫上支撑枕，髋关节稍向内旋，防止患侧髋关节外展、外旋。膝关节下垫一小枕头保持患膝稍屈曲，足尖向上，如图10-2。

（2）患侧卧位　患侧在下，健侧在上。患侧上肢前伸，使肩部向前，上肢与躯干呈90°角，肘、腕、手伸展，掌心向上；在上肢下及背部垫软枕；患侧下肢在后，髋关节伸展，膝关节微屈。健侧上肢自然屈曲，放于体侧或枕头上；健侧下肢呈迈步位，膝关节屈曲置于枕上，见图10-2。

（3）健侧卧位　健侧在下，患侧在上。患侧上肢下垫一个枕头，使患侧肩关节前伸，肘关节伸展，前臂旋前，腕关节背伸，放于枕上；患侧下肢向前屈髋屈膝呈半屈曲位，放于枕上，踝关节背屈，避免足内翻。健侧下肢轻度伸髋屈膝，自然平放在床上，见图10-2。

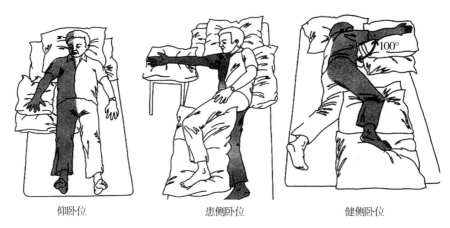

| 仰卧位 | 患侧卧位 | 健侧卧位 |

图10-2　偏瘫患者良肢位-卧位

（4）坐位　病情允许时，应及早让偏瘫患者坐起，为站立、行走和日常生活创造条件，同时可预防体位性低血压。有效的坐姿要求骨盆提供有效的支持，躯干保持直立位。采取坐位时应掌握两侧对称的原则，采取抗痉挛体位，以防止或缓解痉挛的进一步发展。

1）床上坐姿：患者取坐位时，在其背部用枕头或被褥支撑，使其背部伸展，达到直立坐位；双上肢伸展对称放于跨床小桌上，肘部下方放一软枕，以防肘部受压；髋关节尽量保持屈曲90°，为避免膝关节过度伸展，可在膝下垫一小海绵垫，见图10-3。

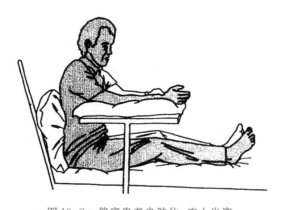

图10-3　偏瘫患者良肢位-床上坐姿

2）轮椅/椅坐姿：保持患者左右两肩对称、躯干直立，双上肢置于轮椅的桌板上或枕头上；患侧下肢侧方垫海绵枕，防止髋关节外展、外旋，小腿垂直下垂，双足平放于地面，见图10-4。

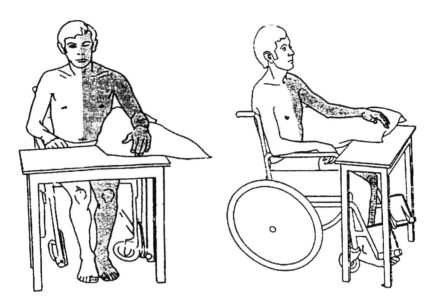

图 10-4 偏瘫患者良肢位 – 轮椅／椅坐姿

2. 四肢瘫患者良肢位

（1）仰卧位 头下、肩胛下放置薄枕，防止双肩后缩；双上肢放于身体两侧软枕上，肘关节伸展位，腕关节背伸约 25°，手指自然屈曲，手中可握一毛巾卷，以防功能丧失形成"猿手"；双下肢之间、膝关节下垫软枕，使双髋关节伸展并轻度外展、膝关节稍屈，双足底抵住足板或枕头，保持踝关节中立，避免背伸或跖屈，并使足趾伸展。

（2）侧卧位 背部用枕头支撑，以保持侧卧位。双肩向前伸呈屈曲位，一侧肩胛骨着床，肘关节屈曲，前臂后旋；上方的前臂放在胸前枕上，腕关节伸展，手指自然屈曲。贴床面侧下肢的髋关节、膝关节伸展，踝关节自然背屈，上方的髋关节屈曲约 20°、膝关节屈曲 60° 放于枕上，踝关节下垫枕防止踝关节跖屈内翻。

（二）功能训练

长期卧床或瘫痪的患者，肢体置于功能位，并进行适当的关节活动训练才能有效预防关节挛缩、变形。关节活动训练分为：主动运动训练、被动运动训练、功能性牵引训练。训练方法详见本模块项目三脑卒中社区康复护理和脊髓损伤社区康复护理相关内容。

三、 日常生活活动能力训练

对伤残者进行日常生活活动能力训练是为了帮助其掌握"自我护理"技巧，尽量在不依赖或部分依赖他人的情况下完成各项功能活动。

（一）进食训练

进食训练是通过对食物准备、一口量控制以及进食技巧的训练，改善患者的实际进食能力的治疗方法。适用于意识清醒、生命体征稳定、吞咽反射存在、少量误咽或误吸能通过随意咳嗽咳出者。方法如下：

1. 食物准备　食物应柔软，密度及性状均一；有适当的黏性，不易松散，在口腔内容易形成食团；易于咀嚼，通过咽部及食道时容易变形；不易在黏膜上黏附滞留。

2. 进食餐具　对于抓握不稳或无法正常使用餐具的患者，可将餐具进行改造，如使用盘档、防滑垫等防止食物散落，使用加粗或加长的刀叉便于患者抓握。

3. 进食体位　宜选择半坐位或半卧位进餐，若患者无法坐起，可指导患者采取健侧卧位进行喂食。

4. 一口进食量　从小量（1～5mL）开始，逐步增加。

5. 进食速度　应较常人摄食、咀嚼和吞咽的速度缓慢。一般每餐进食的时间控制在45分钟左右。如无法坚持，可采取少量多次的方式进行训练，逐步延长每餐进食时间，减少用餐次数。

6. 减少食物残留的代偿动作　常用的方法有：空吞咽、交替吞咽、点头样吞咽、转头吞咽、倾斜吞咽和屈颈缩下颌吞咽。

7. 注意事项　有吞咽障碍的患者应先训练吞咽动作，在不发生误咽时方可进行进食训练。必要时，也可先进行餐具抓握训练和模拟进食训练，再进行正式进食训练。喂食时，宜选择薄而小的勺子从患者的健侧喂食，尽量把食物放在舌根部。为了防止口咽部食物残留或进食后食物返流造成误吸，应在进食后检查口咽部，30分钟内不宜翻身、拍背。

（二）更衣训练

因脱衣比穿衣简单，穿上衣比穿裤子简单，所以进行更衣训练时先练习脱衣服再练习穿衣服，先练习穿上衣再练习穿裤子。穿脱衣服时应遵循患侧先穿后脱的原则。下面以偏瘫患者为例说明穿脱衣服的方法。

1. 穿脱上衣　穿开襟上衣时，首先健侧手帮助患侧手伸入袖内，然后将衣领拉到肩上，再穿入健侧上肢，最后系好扣子。穿套头衫时，健侧手帮助患手穿好袖子，再穿健侧手的袖子，最后套头即可。脱开襟上衣时，先将患侧上衣脱至肩下，再拉健侧衣领至肩下，两侧自然下滑，先脱健侧手，再脱患侧手。

2. 穿脱裤子　穿裤子时患侧腿放在健侧腿上，套上裤腿，放下患腿，再穿健侧，最后站起整理。脱裤子的动作相反，先脱健侧，后脱患侧。

3. 穿脱袜子和鞋　穿脱袜子和鞋时，患侧腿置于健侧腿上，健侧手为患足穿袜子或鞋，再将健侧下肢放在患侧下肢上方穿好健侧。脱袜子和鞋的顺序与之相反。

（三）个人卫生训练

个人卫生训练包括刷牙、洗脸、洗手、洗澡、梳头、剃须等，洗漱用品应放在患者便于使用的位置；刷牙时利用患手持牙刷，健手挤牙膏，然后刷牙。洗手时健侧手洗患侧手臂，清洗健侧手臂时，在毛巾上面擦洗，患者拧毛巾时可将毛巾绕在水龙头上，再用健手将其拧干，然后擦手，洗脸。

（四）排泄功能训练

1. 排便功能训练　养成定时排便习惯；缩肛提肛训练盆底肌的控制力；必要进行模拟排便训练。

2. 排尿功能训练　主要应用于各种原因引起的神经源性膀胱患者。常用的方法有：

（1）盆底肌训练　自主收缩提肛10秒，连续10次，每天3次。

（2）代偿性排尿训练　用 Valsalva 屏气法时，患者坐位，身体前倾，深吸气后屏住呼吸，然后增加负压，向下用力做排尿动作。

（3）反射性刺激排尿训练　寻找刺激点，如轻叩大腿上内侧或耻骨上区，或牵拉阴毛，挤压阴蒂，刺激肛门或牵张肛门括约肌等，诱发反射排尿。

（4）排尿意识的训练　每次间歇导尿时嘱患者做正常排尿动作，使协同肌配合以利于排尿反射的形成。

（五）体位转换训练

长期保持固定体位，容易诱发压疮、肢体挛缩，因此，应指导和协助伤残者尽可能主动配合，发挥其残存能力，进行体位转换。

1. 床上翻身

（1）从仰卧位到患侧卧位　患者仰卧，双侧髋、膝屈曲，双手 Bobath 握手（患侧拇指置于健侧拇指上方）上举，向左右两侧摆动，利用躯干的旋转和上肢摆动的惯性翻向患侧。

（2）从仰卧位到健侧卧位　患者仰卧，健足置于患足下方，双手 Bobath 握手，上举后向左、右两侧摆动，利用躯干的旋转和上肢摆动的惯性向健侧翻身。

2. 床上移动

（1）独立横向移动　患者仰卧，健手将患手固定在胸前，健腿插入患腿下方，健侧下肢将患侧下肢抬起向一侧移动，健足和肩支起臀部，将臀部移向同侧，肩、头向同方向移动。

（2）独立纵向移动　患者侧坐位，脸斜向前方，健手放于身体前方以支撑身体，健侧下肢屈曲向健侧手移动，以健侧膝关节为支撑点移动臀部，使身体向前方移动。向后方移动时可按同样方法进行。

3. 由仰卧位到床边坐位　患者先从仰卧位转换成健侧卧位，将健足置于患足下方，利用健侧下肢将患侧下肢抬起移至床边，以健侧肘关节做支撑点，然后头向上抬，再以臀部为轴坐起，完成体位转换。必要时护士可先让患者取侧卧位，双膝屈曲，然后一手托着患者位于下方的腋下或肩部，另一手按着患者骨盆或两膝后方，嘱咐患者向上侧屈头部，护士抬起下方肩部，转换成坐位。

4. 由坐位到站立位

（1）独立站起　患者坐于床边，双手 Bobath 握手，双臂前伸，双足分开与肩同宽，两足跟落后于两膝（患足稍后，以利负重及防止健侧代偿），躯干前倾，重心前移，臀部离开床面，双膝前移，双腿同时用力慢慢站起（立位时双腿同等负重）。

（2）协助站起　患者坐位，两脚平放于地（患足稍偏后），护士面向患者站于患侧，一手放在患膝上（重心转移时帮助患者伸髋、伸膝），另一手放在患者对侧臀部或抓住患者腰带（帮助抬起体重），患者 Bobath 握手、伸肘，躯干充分前倾，髋关节尽量屈曲，重心向前移，患者伸髋、伸膝，抬臀离开床面，挺胸、直立（双下肢应对称负重，必要时护士可用膝顶住患膝，协助站起）。

（六）移动训练

移动训练是帮助患者学会移动时所需的各种动作，以独立完成日常生活活动。当患者能平稳站立时，应进行立位移动训练。

1. 轮椅训练　轮椅是常用的代步工具，用以提高使用者的独立性，扩大生活范围。适用于各种原因引起的步行功能减退或丧失者；禁止或限制步行者；中枢神经疾病导致独立步行有危险者；高龄老人及长期卧床者。

（1）轮椅处方　轮椅座席高度为腘窝至地面的高度，一般为45~50cm；座席宽度为坐位时两侧臀部最宽处的距离再加5cm，一般为40~46cm；座席深度为臀部向后最突出处至小腿腓肠肌间的水平距离再减5cm，一般为41~43cm；扶手高度为上臂自然下垂肘关节屈曲90°时肘部至椅面的距离再加2.5cm，一般为22.5~25cm；低靠背的高度为从座椅面到腋窝的实际距离再减去10cm；高靠背的高度为座椅面到肩部或后枕部的实际高度；脚踏板高度：应与地面至少保持5cm的距离；轮椅全高为手推把上缘至地面的高度，一般为93cm。

（2）床与轮椅之间的转移　患者坐在床边，双足平放于地面上。轮椅置于患者健侧，与床呈45°，制动，卸下轮椅靠近床一侧的扶手，移开靠近床一侧的脚踏板。护士面向患者站立，操作要领同"坐位到站立位"，帮助患者站起后，再引导患者转身坐于轮椅上。

（3）轮椅与坐便器之间的转移　患者坐在轮椅上，正面接近坐便器，轮椅制动，移开脚踏板。护士站在患者患侧，面向患者，同侧握住患者患手，另一手托住患侧肘部。患者健手支撑轮椅扶手，同时社区护士拉住患者患手，使其站起。然后患者将健手移到坐厕旁的扶栏上。社区护士和患者同时移动双足向后转身，直到患者双腿的后侧贴近坐厕。脱下裤子，护士协助患者臀部向后、向下移动坐于坐厕上。

2. 步行训练　步行练习是达到独立生活的重要环节，训练时应注意：练习前先让患者排大小便；明显腿软无力者最好配保护腰带，以利辅助人员扶持；练习时注意保护患者安全。

（1）原地迈步练习　患者在平行杠中或扶手旁扶好站稳，在患腿持重的情况下，健腿做前后小幅度迈步。患者扶好站稳时，患腿屈膝抬起，患足离开地面，然后伸髋伸膝，尽量以患足内侧跟部着地。

（2）扶持行走　由他人扶持行走时，协助者应站在患者患侧，指导患者先迈患腿再迈健腿。扶物体行走时，先靠近物体，然后健手向前握住扶持物，再迈健腿，患腿跟上。注意此阶段步行训练强调的是每一步的基本动作，而忌讳赶速度。

（3）扶杖行走　①三点步：即手杖、患腿、健腿三个支持点依次着地的步行训练。步行顺序为手杖→患腿→健腿，这种步行方式稳定性较好，但步行速度比较慢，多用于步行训练早期；②二点步：即手杖和患腿同时前伸为一个支持点，健腿为另一支点交替支持体重的步行动作，这种步行的特点是步行速度比较快，但要求持杖者具有较好的平衡能力。

（4）独立步行　患者经过以上训练，患腿达到较好的自主控制能力后，可逐渐过渡到独立步行。

（5）上下台阶练习　当患者能顺利完成独立行走后，应开始进行上下台阶练习。开始练习时应有人在旁保护和协助。上台阶练习时，先健手向前扶栏杆，再迈健腿，然后患腿跟上。练习下台阶时，先健手向前扶栏杆，患腿向下迈一个台阶，然后健腿迈至同一台阶，如此反复练习。

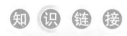

助行器的选择

助行器是辅助人体行走的器具。助行器的选用应根据患者的身高、上肢长度以及肢体功能状况而定。

1. **手杖**　平衡障碍较轻、步行时需采取安全保护措施的患者使用。

2. **肘杖**　适用于手的抓握能力差、前臂肌力较弱者。

3. **腋杖**　在手杖或肘杖无法提供足够稳定功能时选用。

4. **轮式助行架**　适用上肢肌力较差或体力弱的患者。

5. **助行椅**　适合老年人和行走不便的人日常生活使用。

6. **助行台**　适合于上、下肢均受累而不能通过腕与手支撑的患者。

四、 康复工程技术应用与指导

康复工程技术是指工程技术人员在康复医学临床中运用工程技术的原理和各种工艺技

术手段，对人体的功能障碍进行全面的评定后，通过代偿、替代或辅助重建等方法来矫治畸形、弥补功能缺陷、预防和改善功能障碍，使其最大限度的生活自理和改善生活质量，重返社会的技术。康复工程技术是现代康复治疗四大技术之一，核心内容有假肢、矫形器、康复器具。无论假肢、矫形器设计制作多么灵巧，如果没有患者自身的主观努力，或缺乏必要的康复训练，很大一部分患者也不会习惯使用它。因此，护理人员不但要协助康复治疗师指导患者掌握康复器具的使用方法和技巧，使其积极配合训练，还应做好患者的心理康复工作，调动患者的积极因素，增强使用信心，充分发挥康复器具的代偿功能。同时做好皮肤护理，指导患者正确进行康复器具保养与维护，并定期进行康复情况复查。

项目三　常见病、伤、残患者的社区康复护理

案例导入

李某，男，75岁，患高血压8年，中风1个月，住院治疗后回家休养。患者神志清楚，左侧上下肢活动障碍、肌力1级，不能自主翻身，生活不能自理，依靠老伴照料。

问题：

(1) 社区护士应从哪些方面对照顾者进行指导？

(2) 请为该患者制订一份社区康复护理计划。

随着疾病的发展、转归，病、伤、残者最终回到社区继续康复，其中脑卒中、脊髓损伤、精神分裂症是社区康复护理的常见病。

一、脑卒中患者的社区康复护理

脑卒中是指由于各种原因引起的急性脑血管循环障碍导致的持续性（超过24小时）、局限性或弥漫性脑功能缺损。脑卒中分为出血性脑卒中和缺血性脑卒中。脑卒中发病率、死亡率和致残率较高，目前已成为我国居民第一死亡原因和成人致残原因，给患者、家庭和社会带来沉重负担。早期、长期康复，可以改善患者的生存质量。

（一）常见功能障碍

1. 运动功能障碍　由锥体系统受损引起，是致残的重要原因，多表现为偏瘫。运动功能的恢复一般经历三个时期：即软瘫期、痉挛期和恢复期。

2. 感觉障碍　65%的脑卒中患者有不同程度、不同类型的感觉障碍，主要表现为痛温觉、触觉、运动觉、位置觉、实体觉和图形觉减退或丧失。

3. **言语功能障碍** 发病率高达 40% ~ 50%，主要表现为构音障碍和失语症。

4. **日常生活活动能力障碍** 绝大多数的脑卒中患者在进食、穿衣、如厕、转移等日常活动中存在障碍。

5. **其他功能障碍** 如认知障碍、心理障碍、误用综合征、失用综合征等。

（二）脑卒中患者房间布置

脑卒中患者常有患侧忽略倾向。因此，最好把床头柜及日用品放在患侧，迫使患者健手跨越身体取物品，以引起对患侧的重视；社区护士及家属照顾患者时，应尽量站在患侧，同时嘱咐患者尽量使用患肢，克服以健肢替代患肢的习惯。

（三）康复护理措施

脑卒中康复的原则：在不影响抢救的情况，应尽早进行康复治疗，如保持良肢位、体位变换和适宜的肢体被动活动等，主动训练应在患者神志清楚，生命体征平稳，病情不再发展 48 小时后进行。

1. **软瘫期的康复护理** 发病 1 ~ 3 周内（脑出血 2 ~ 3 周，脑梗死 1 周左右）患者意识清楚或有轻度意识障碍，生命体征平稳，患肢肌力、肌张力均低，腱反射也低。康复护理措施主要有以下几种：

（1）正确的体位摆放和主动活动（体位转换） 详见本模块项目二相关内容。

（2）被动活动和按摩 患肢所有的关节都应做全范围的关节被动运动，防止关节挛缩，每天 1 ~ 2 次，顺序从近端关节到远端关节循序渐进，缓慢进行。按摩患肢可促进血液回流，防止水肿。按摩方法：肌张力高的肌群给予安抚性质的按摩；肌张力低的肌群给予按摩和揉捏。

（3）桥式运动 主要是进行伸髋屈膝的练习。桥式运动能促进髋关节伸展，提高骨盆控制力，诱发下肢分离运动，宜早期进行训练。训练方法为：患者取仰卧位，双膝关节屈曲，双脚蹬于床面，嘱患者抬起臀部并保持骨盆呈水平位。桥式运动又可分为双侧桥式运动、单侧桥式运动和动态桥式运动。

2. **痉挛期的康复护理** 软瘫期后 2 ~ 3 周肢体开始痉挛并逐渐加重，约持续 3 个月左右。康复护理措施如下：

（1）抗痉挛训练 ①被动活动肩胛带、肩关节：患者双手 Bobath 握手，健手带动患手上举过头，使患侧肩胛骨向前，患肘伸直。②卧位抗痉挛训练：患者仰卧位，双手 Bobath 握手，双腿屈曲，然后双手抱住双膝，将头抬起，前后摆动使下肢更加屈曲。

（2）下肢控制能力训练 ①髋、膝屈曲训练：患者仰卧位，社区护士或家属站在患侧，手握其足，使之背伸旋外，腿屈曲；②踝背伸训练：患者仰卧位，社区护士或家属站在患侧，患足支撑在床上，社区护士或家属用一只手固定踝关节，另一只手协助患者踝关节做背伸、外翻运动。

（3）坐位及坐位平衡训练　①坐位耐力训练：对长期卧床患者，为了防止出现体位性低血压，应对其进行坐位耐力训练。方法：患者从半卧位 30°开始，坚持 30 分钟后，再逐渐增大角度到 45°、60°、90°。如患者在 90°可坐 30 分钟，则可做床边坐起训练。②从卧位到床边坐起训练，详见本模块项目二相关内容。

3. 恢复期康复护理措施

（1）平衡训练　当患者能够保持坐位平衡时，可以继续进行坐位左右平衡训练、坐位前后平衡训练、从端坐到站起转换平衡训练、站立平衡训练。

（2）步行训练　详见本模块项目二相关内容。

（3）上肢控制力训练　患者仰卧位，上举患侧上肢，然后缓慢屈肘，用手摸自己的口、对侧耳和肩，训练肘部控制能力；指导患者双手 Bobath 握手，手掌朝前，手背朝胸，伸肘举过头顶，保持数秒，然后双手返回胸前，再向左右各方向伸展，增强上肢控制能力。

（4）改善手功能训练　可通过绘画、编织、捏橡皮泥、搭积木、拧螺丝钉等锻炼手的功能。也可通过对患者进行饮食、个人卫生、穿脱衣物、床椅转移、洗澡等训练，既改善患者手的功能又锻炼患者的日常生活活动能力。

4. 其他功能障碍康复护理

（1）言语训练　对失语症患者，可首先进行听力理解训练和阅读理解训练，以后逐渐进行语言表达训练和书写训练。构音障碍患者应先进行松弛训练和呼吸训练，在此基础上再进行发音训练、发音器官运动训练和语音训练等。

（2）摄食及吞咽能力训练　详见本模块项目二相关内容。

（3）认知训练　认知障碍常常给患者的治疗和生活带来许多困难，进行认知训练对患者全面康复起着极其重要的作用。训练要与患者的功能活动和解决实际问题的能力紧密配合。

（4）心理护理　建立良好的护患关系，获得患者的充分信任；对患者的心理问题进行积极疏导，鼓励患者倾诉内心痛苦，给予患者理解和支持。

二、脊髓损伤患者的社区康复护理

脊髓损伤是指由外伤和疾病等因素引起的脊髓结构、功能的损害，导致损伤平面以下运动、感觉、自主神经功能的障碍。脊髓损伤是一种严重的创伤性致残性疾病，好发于健康的青壮年，年龄在 40 岁以下者占 80%，男性为女性的 4 倍左右。

（一）主要的功能障碍

1. 运动障碍　脊髓损伤平面以下肌力减退或消失，肌张力的增强或降低，影响运动功能。颈髓（C_4）以上损伤后引起双上肢和双下肢同时瘫痪称为四肢瘫。椎管内神经组织的损伤造成脊髓胸、腰段损伤引起双下肢瘫痪称为截瘫。

2. **感觉障碍** 主要表现在脊髓损伤平面以下感觉（痛、温、触、压、本体觉）的减退、消失或感觉异常（如麻木、蚁走感）等。

3. **膀胱与直肠功能障碍** 表现为尿潴留、尿失禁、便秘、大便失禁、腹胀等。

4. **自主神经功能障碍** 表现为排汗和血管功能障碍，出现高热和 Guttmann 征（鼻黏膜血管扩张，水肿而发生鼻塞，张口呼吸），心动过缓、直立性低血压、皮肤脱屑及水肿、指甲松脆和角化过度等。

（二）康复护理措施

1. **环境改造** 详见本模块项目二相关内容。

2. **急性期康复护理措施**

（1）**姿势正确** 详见本模块项目二相关内容。

（2）**体位变换** 应注意轴向翻身以维持脊柱的稳定性。

（3）**关节被动活动** 在康复医师的指导下对瘫痪肢体的关节每天进行 1～2 次的被动运动，每次每个关节应至少活动 20 次左右，防止关节挛缩、畸形。对外伤和脊柱骨折导致的脊髓损伤、脊柱稳定性差的患者，禁止脊柱的屈曲和扭转活动。

（4）**呼吸及排痰** 颈脊髓损伤波及呼吸肌的患者，应协助并指导训练腹式呼吸、咳嗽、咳痰能力，预防肺部感染，改善呼吸功能。

（5）**大、小便的处理** 脊髓损伤后 1～2 周内多采用留置导尿的方法排尿，以后根据病情采用间歇导尿法。便秘可用润滑剂、缓泻剂、灌肠等。其他排泄功能训练参照本模块项目二相关内容。

3. **恢复期康复护理措施**

（1）**增强肌力促进运动功能恢复** 脊髓损伤患者为了应用轮椅、拐杖或自助器，在卧床或坐位时均要重视肩胛带的训练、上肢支撑训练、肱二头肌和肱三头肌训练及握力训练。

（2）**坐位训练的护理** 在康复医师的指导下协助患者完成坐位训练，包括坐位静态平衡训练、躯干向前后左右及旋转活动的动态平衡训练。

（3）**转移训练的护理** 包括帮助转移和独立转移训练，是脊髓损伤患者必须掌握的技能。在协助患者进行转移训练前，社区护士应先讲解、演示，并协助患者完成训练。

（4）**站立训练的护理** 病情较轻的患者经过早期坐位训练后，无直立性低血压等不良反应即可在康复医师指导下进行站立训练。

（5）**步行训练的护理** 受伤后 3～5 个月，已完成上述训练，可佩戴矫形器后，在康复医师指导下进行训练。

（6）**日常生活活动能力训练的护理** 详见本模块项目二相关内容。

4. 并发症护理

（1）下肢深静脉血栓　社区护士应指导患者每天进行下肢被动活动，如以踝关节为中心，做足屈伸运动，发挥腓肠肌泵作用，促进静脉回流；开始起床活动时需用弹力绷带或穿弹力袜，适度压迫浅静脉，增加静脉回流，减轻水肿；避免患肢静脉输液。

（2）异位骨化　护理患者时应注意被动活动不宜过度用力、过度屈伸、按压，以避免局部关节损伤，预防异位骨化。

三、 精神分裂症患者的社区康复护理

精神分裂症是一组病因未明的精神疾病，可以引起感知觉、思维、情感、行为等多方面障碍及精神活动本身的不协调并与周围环境脱离，病程多迁延，呈反复发作、加重或恶化，并可导致精神残疾；部分患者可以痊愈或基本痊愈。精神分裂症多发于青壮年，给家庭生活带来沉重负担。良好的社区康复护理可保证患者安全，减少诱发因素，提升患者日常生活质量及社交能力，促使其早日回归社会。

（一）常见功能障碍

1. 感知觉障碍　表现为幻视、幻听、幻嗅、幻味。

2. 思维障碍　思维障碍是精神分裂症的核心症状，包括思维形式障碍和思维内容障碍。妄想是最常见、最重要的思维内容障碍。

3. 情感障碍　情感淡漠、情感反应与外界刺激不协调，是精神分裂症的重要特征。

4. 意志和行为障碍　表现为活动减少、主动性缺乏、行为被动、退缩等。

5. 认知功能障碍　表现为选择性注意、短时记忆和学习、执行功能等认知缺陷。

（二）社区康复管理

精神分裂症患者在疾病恢复期及缓解期可以回归家庭。对回归家庭及社区的精神分裂症患者应进行统一管理，以利于早期发现疾病复发先兆，及时处理。

社区康复管理内容包括：为患者建立居民健康档案。每年至少随访4次。每次随访应对患者进行危险性评估；检查患者的精神状况；询问和评估患者的躯体疾病、社会功能情况、用药情况及各项实验室检查结果等。根据患者的危险性评估分级、社会功能状况、精神症状评估、自知力判断，以及患者是否存在药物不良反应或躯体疾病情况对患者进行分类干预。

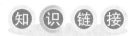

精神障碍患者危险性评估分级

0级：无以下1～5级中的任何行为。

1级：口头威胁，喊叫，但没有打砸行为。

2 级：打砸行为，局限在家里，针对财物，能被劝说制止。

3 级：明显打砸行为，不分场合，针对财物，不能接受劝说而停止。

4 级：持续的打砸行为，不分场合，针对财物或人，不能接受劝说而停止。

5 级：持械针对人的任何暴力行为，或者纵火、爆炸等行为，无论在家里还是公共场合。

（三）康复护理措施

1. 心理干预　精神分裂症患者容易受到幻听的困扰，社区护士应理解患者的感受，并保证其不会受到伤害，同时设法分散其注意力，如嘱患者大声唱歌或朗读、看电视等。当患者症状控制，自知力恢复时，要教会患者调整心态、应对生活和工作压力、控制情绪、友好地与人交往的方法，以促进其社会功能的恢复。

2. 安全管理

（1）患者管理　当患者病情处于不稳定阶段时，要有专人看护，尤其是有严重自杀企图和外走念头的患者。

（2）危险物品管理　一切对患者生命有威胁的物品不能带入患者的房间或活动场所，如小刀、铁丝、玻璃制品、绳带、药物等；患者不能蒙头睡觉，上厕所超过五分钟要注意查看。

（3）周围环境管理　门窗保持完好。若患者表现异常困扰，不能自控，对自己或他人构成威胁时，要进行控制和约束。

3. 用药指导　服药护理是精神分裂症患者康复治疗中的一个关键问题，也是预防疾病复发的重要措施。不同时期，不同症状的精神障碍者，其护理方法各不相同。

（1）急性发作期的服药指导　急性发作期患者一般无自知力，不承认自己有病，故大多数患者都不愿服药。应耐心劝说，药物应由家属保管，口服药物应有专人督导检查，确保患者把药服下，必要时检查患者口腔，以防患者藏药。

（2）恢复期的服药指导　加强患者对坚持服药重要性的认识，告知患者维持服药的目的在于治疗疾病，预防和减少疾病的复发。定期门诊复查，按医嘱服药并根据病情调整药物剂量。

4. 睡眠护理　睡眠障碍是精神分裂症初发、复发最常见的症状之一。社区护士应评估者失眠原因并给予相应的指导。如为患者创造良好的睡眠环境；制订适宜的作息时间；对紧张恐惧的患者做好心理疏导；必要时给予安眠药或调整抗精神病药物剂量。

5. 生活技能训练　在对患者进行药物治疗的同时，应对患者进行生活技能的康复训练，营造良好的社区氛围，理解、接纳和支持患者，鼓励患者多与他人交往，适当参加社会活动，防止社会功能衰退；开展生活技能、基本职业技能、人际交往能力的训练，促进患者早日回归社会。

6. 健康教育 指导患者、家属学习有关疾病知识以及如何预防疾病复发的常识；指导家属学会简单的观察、判断症状复发的方法，告知家属监护患者行为变化的意义；明确坚持服药，定期门诊复查的必要性；创造良好的家庭护理环境，改善患者在家庭环境中人际关系。

考纲摘要

1. 康复护理的对象主要包括残疾人、老年人和慢性病患者。

2. 肌力分为 0 ~ 6 级。

3. ADL 评定常用 Barthel 指数记分法。

4. 偏瘫患者穿上衣时，应先穿患侧再穿健侧。

5. 轮椅座席高度为患者腘窝至地面的距离，一般为 45 ~ 50cm。

6. 脑卒中运动功能障碍多表现为偏瘫，恢复过程一般经历软瘫期、痉挛期和恢复期。

7. 思维障碍是精神分裂症的核心症状。

复习思考

一、单选题

1. 有轻微肌肉收缩，但不能引起关节运动。判断为肌力（　　　）

    A. 1 级　　　　　　　　　　B. 2 级　　　　　　　　　　C. 3 级

    D. 4 级　　　　　　　　　　E. 5 级

2. 按照 Barthel 指数记分法，ADL 总得分在 41 ~ 60 分者的生活自理能力为（　　　）

    A. 完全依赖他人　　　　　B. 重度依赖他人　　　　C. 需要中等程度帮助

    D. 大部分自理　　　　　　E. 不需要他人照顾

3. 轮椅-床转移时，床和轮椅应呈多大角度（　　　）

    A. 20°　　　　　　　　　　B. 45°　　　　　　　　　　C. 60°

    D. 90°　　　　　　　　　　E. 120°

4. 关于偏瘫患者进食训练,错误的是（　　　）

    A. 碗下加防滑垫　　　　　B. 进食量从小量开始　　C. 食物应有适当的黏性

    D. 采取患侧卧位进行喂食　　E. 进食速度应较常人缓慢

5. 脑卒中患者患侧卧位,不正确的姿势是（　　　）

    A. 掌心向上　　　　　　　B. 肘关节伸直　　　　　C. 患侧肩后缩

D. 患侧髋关节后伸并微屈曲　　E. 踝关节屈曲 90°

二、论述题

1. 如何对脑卒中患者进行良肢位摆放？

2. 如何对脊髓损伤患者进行生活自理能力训练？

3. 如何对精神障碍患者进行服药管理？

扫一扫，知答案

《社区护理》教学大纲

一、 课程性质与任务

社区护理是护理学与公共卫生学相结合的应用型学科，是高等卫生职业教育护理学专业学生的一门专业必修课程。本课程以健康为中心，以群体为焦点，以预防为理念，立足基本医疗和公共卫生服务，系统介绍了社区护理特有的理论、方法、技术和实践范畴。其任务是使学生树立整体护理和预防保健的大卫生观点，认识社区护理工作的重要意义，获得社区护理、社区预防保健的基本理论、基本知识及基本技能，学会并运用预防保健的基本方法和技能为社区个人、家庭和群体提供护理服务。为学生毕业后从事社区护理工作以及职业生涯发展打下良好的基础。

二、 课程教学目标

【知识教学目标】

1. 掌握社区护理的概念、特点、工作范畴、工作对象，社区健康评估的内容与方法，社区健康教育的组织与实施，家庭健康评估的内容与方法、家庭访视的过程与技巧，重点人群保健要点和健康管理服务流程，常见慢性病患者的社区护理干预，常见传染病的社区预防。

2. 熟悉社区卫生服务的内容和特点，社区护士的角色与职责，居民健康档案的建档对象与方式，社区流行病学调查，家庭的结构、功能、发展任务与健康的关系，妇女、儿童、老年人的身心特点和保健需求，常见慢性病、重大传染病的临床特征，社区灾害、常见意外伤害的应急处理，社区康复护理常用技术。

3. 了解社区的概念、结构和功能，社区卫生服务的机构设置，社区护理的发展，居民健康档案使用与管理，流行病学的基本概念，社区健康教育的理论与模式，居家护理的形式，社区妇女、儿童、老年人的生理心理特点，常见慢性病和传染病的流行病学特征，社区康复护理相关概念。

【能力培养目标】

1. 能够正确地为社区居民建立健康档案。

2. 能在老师指导下进行家庭访视和家庭评估。

3. 能用常用的健康教育方法对社区居民实施针对性的健康教育。

4. 能为社区的妇女、儿童、老年人提供相应的保健服务。

5. 组织社区居民开展对常见慢性病、传染病的预防、监测和管理。

6. 指导和协助社区各类残疾者及其家属完成残疾者的康复护理。

【素质教育目标】

1. 培养严谨细致、实事求是的科学精神。

2. 培养刻苦钻研、勤奋向上的学习态度。

3. 培养踏实肯干、团结协作的工作作风。

4. 树立预防为主，防治结合的社会预防观。

三、 课程教学内容与要求

章节	教学内容	教学要求	重点难点	教学活动参考	参考学时 理论	参考学时 实践
模块一 社区卫生服务与社区护理	项目一 社区与社区卫生服务			理论讲授	2	
	一、社区的定义、构成、分类、功能	熟悉				
	二、社区卫生服务的概念、内容、特点	掌握	难点	多媒体演示		
	三、社区卫生服务的机构设置	了解				
	项目二 社区护理					
	一、社区护理的概念、对象、内容、特点	掌握	难点			
	二、社区护理的发展简史、工作模式和方法	了解				
	三、社区护士的角色、能力、准入条件	熟悉	重点			
模块二 社区居民健康档案	项目一 社区居民健康档案的概述			理论讲授	1	1
	一、居民健康档案的概念	掌握	重点			
	二、居民健康档案的作用	了解		多媒体演示		
	三、居民健康档案的类型	熟悉				
	项目二 社区居民健康档案的建立					
	一、建档方式	熟悉	重点			

续表

章节	教学内容	教学要求	重点难点	教学活动参考	参考学时 理论	参考学时 实践
模块二 社区居民健康档案	二、建档对象	掌握	重点			
	三、建档过程	掌握	难点			
	项目三 社区居民健康档案的使用和管理					
	一、居民健康档案的使用	了解				
	二、居民健康档案的管理	了解				
	实践一 建立社区居民健康档案	学会		社区实践		
模块三 以社区为中心的护理	项目一 社区流行病学的调查			理论讲授 案例讨论 多媒体演示	2	2
	一、基本概念：病因及病因模式、病因推断、疾病自然史与三级预防、常用生命统计指标	了解				
	二、社区流行病学调查的步骤	掌握	重点 难点			
	三、流行病学在社区护理中的应用	熟悉				
	项目二 社区护理程序					
	一、社区护理评估	掌握	重点 难点			
	二、社区护理诊断	熟悉	重点			
	三、社区护理计划	熟悉				
	四、社区护理干预	了解				
	五、社区护理评价	了解				
	实践二 社区健康状况调查	熟练掌握		社区实践		
模块四 社区健康教育	项目一 社区健康教育概述			理论讲授 案例讨论 多媒体演示 角色扮演	2	1
	一、社区健康教育的概念、目的、对象、内容、形式与方法	熟悉	重点			
	二、社区健康教育的相关理论与模式	了解	难点			
	项目二 社区健康教育程序					
	一、社区健康教育评估与诊断	掌握	重点			
	二、社区健康教育计划与实施	掌握	难点			
	三、社区健康教育效果评价	掌握	重点			
	实践三 制订社区健康教育计划	熟练掌握		案例分析		

续表

章节	教学内容	教学要求	重点难点	教学活动参考	参考学时 理论	参考学时 实践
模块五 以家庭为中心的护理	项目一 家庭与健康			理论讲授	3	2
	一、概念与类型	了解		多媒体演示		
	二、结构与功能	熟悉	难点			
	三、家庭生活周期与发展任务	熟悉	重点	情景教学		
	四、家庭对健康的影响	了解				
	五、健康家庭的概念、特征	了解				
	项目二 家庭健康护理					
	一、家庭健康护理的概念、特点、任务	熟悉				
	二、家庭健康护理程序	掌握	重点 难点			
	项目三 家庭访视					
	一、家庭访视的定义、目的、种类	了解				
	二、家庭访视程序	掌握	重点 难点			
	三、家庭访视的要求、安全管理、沟通技巧	熟悉				
	项目四 居家护理					
	一、居家护理的定义、目的、服务对象、特点	掌握	重点			
	二、居家护理形式	熟悉				
	三、居家护理程序	了解				
	实践四 访视一个家庭，收集家庭健康资料，建立家庭健康档案，制订家庭护理计划	学会		社区实践		
模块六 社区重点人群保健	项目一 社区妇女保健			理论讲授	3	2
	一、社区妇女保健的定义、工作内容	了解		多媒体演示		
	二、围婚期、妊娠期、产褥期、围绝经期保健	掌握	重点			
	项目二 社区儿童保健					
	一、社区儿童保健的概念、儿童生长发育特点、儿童保健的基本任务	熟悉		情景教学		
	二、新生儿期、婴儿期、幼儿期、学龄前期、学龄期、青春期保健	掌握	难点 重点			
	项目三 社区老年人保健					
	一、概述：老年人、老年人保健	了解				
	二、老年人的患病特点与健康需求	熟悉				
	三、老年人的健康管理、社区护士在老年护理中的作用、社区老年护理服务体系	熟悉	重点			
	实践五 产后访视和新生儿访视	学会		社区实践		

续表

章节	教学内容	教学要求	重点难点	教学活动参考	参考学时 理论	参考学时 实践
模块七 社区常见慢性病患者的护理与管理	项目一 慢性病概述			理论讲授 多媒体演示 案例分析	4	2
	一、慢性病的概念、分类	了解				
	二、慢性病的特点	熟悉	重点			
	三、慢性病的危险因素	熟悉				
	四、慢性病的社区管理	熟悉	难点			
	项目二 高血压患者的护理与管理					
	一、高血压流行病学特点、危险因素，血压水平与高血压分级，高血压患者心血管危险水平分层	熟悉	重点			
	二、高血压患者筛查、随访、分类干预	掌握	难点			
	三、高血压患者社区护理指导	掌握	重点			
	项目三 糖尿病患者的护理与管理					
	一、糖尿病流行病学特点、危险因素、诊断标准、典型症状与并发症	熟悉	重点			
	二、糖尿病患者筛查、随访、分类干预	掌握	难点			
	三、糖尿病患者社区护理指导	掌握	重点			
	项目四 冠心病患者的护理与管理					
	一、流行病学特点、危险因素、临床特点	熟悉				
	二、冠心病筛查与预防	了解				
	三、社区冠心病患者的管理	熟悉	重点			
	项目五 慢性阻塞性肺疾病患者的护理与管理					
	一、流行病学特点、危险因素、临床特点	熟悉				
	二、慢性阻塞性肺疾病筛查与预防	了解				
	三、慢性阻塞性肺疾病患者的社区护理指导	掌握	重点			
	实践六 高血压患者的访视和糖尿病患者膳食处方制订	学会		社区实践 情景模拟		
模块八 社区传染病和突发公共卫生事件的预防与处理	项目一 社区传染病预防与护理			理论讲授 多媒体演示 情景教学 案例分析	3	
	一、传染病的特点、分类、流行环节、社区管理和社区护士在传染病防治中的主要工作	熟悉				
	二、肺结核的流行病学特点、临床表现、诊断要点、护理措施、家庭访视、社区管理	掌握	重点难点			
	三、艾滋病的流行病学特点、临床表现、诊断要点、护理措施、家庭访视、社区管理	掌握	重点难点			
	四、病毒性肝炎的流行病学特点、临床表现、诊断要点、护理措施、家庭访视、社区管理	掌握	重点难点			

续表

章节	教学内容	教学要求	重点难点	教学活动参考	参考学时	
					理论	实践
模块八 社区传染病和突发公共卫生事件的预防与处理	项目二 突发公共卫生事件的预防与处理					
	一、突发公共事件和突发公共卫生事件概述	了解				
	二、突发公共卫生事件预防、报告和应急处理	熟悉				
模块九 社区灾害与紧急救护	项目一 社区灾害护理			理论讲授 多媒体演示	2	1
	一、灾害的概述、灾害护理的概念	了解				
	二、检伤分类与伤者安置、现场救护、转送护理	掌握	重点 难点			
	三、灾后心理危机干预、灾后防疫	熟悉				
	项目二 社区紧急救护					
	一、社区急救护理的概念、原则	了解				
	二、现场搬运、心肺复苏、止血、包扎、固定等社区常用救护技术	掌握	难点			
	三、溺水、创伤、烧烫伤、中毒、触电的急救与护理	熟悉	重点			
	实践七 灾害现场检伤分类与伤者的转送	学会		情景模拟演练		
模块十 社区康复护理	项目一 社区康复护理概述			理论讲授 多媒体演示	2	1
	一、康复、社区康复、康复护理、社区康复护理的基本概念	了解				
	二、社区康复护理的对象、评定、内容	熟悉	重点			
	项目二 常用康复护理技术					
	一、环境改造	了解				
	二、良肢位与功能训练	掌握	重点			
	三、日常生活活动能力训练	掌握	重点			
	四、康复工程技术运用与指导	了解				
	项目三 常见病、伤、残患者的社区康复护理					
	一、脑卒中患者常见功能障碍、房间布置、社区康复措施	掌握	难点			
	二、脊髓损伤患者的主要功能障碍、社区康复护理措施	掌握	难点			
	三、精神分裂症患者的常见功能障碍、社区康复管理和康复护理措施	熟悉				
	实践八 偏瘫患者的康复训练指导	学会		角色扮演		

四、 使用说明

（一）学时分配

本教学大纲适用于高职高专护理、助产专业教学使用，总学时为 36 学时，其中理论教学 24 学时，实践教学 12 学时。

（二）教学要求

1. 本课程理论部分的教学要求分为掌握、熟悉、了解三个层次。掌握指对基本知识、基本理论有较深刻的认识，并能综合、灵活地运用所学知识解决实际问题。熟悉指能够领会概念、原理的基本含义，解决社区健康问题。了解指对基本知识、基本理论有一定的认识，能够记忆所学的知识要点。

2. 本课程强调以能力培养为本位。对实践教学的要求分为熟练掌握和学会两个层次。熟练掌握要求能够应用所学知识发现、分析、解决问题。学会即在教师的指导下解决问题。

（三）教学建议

1. 课堂教学应注意理论联系实际，充分应用慕课、微课、案例素材、融合教材等，采用翻转课堂，进行混合式教学。教学中做到以学生为主体，以教师为主导，注意培养学生的服务意识、专业态度和沟通能力，提高学生的综合素质。

2. 实践教学可通过社区实践、小组讨论、角色扮演、案例分析等形式开展，教学中应充分调动学生的主动性和参与性，对学生的行为给予合理的评价，对学生的成就给予充分的肯定和激励。

3. 学生的知识水平可通过闭卷考试、单元检测、课堂提问等方式综合评价。实践能力及水平可通过作业、小组活动、见习报告、社区实践表现等进行评价。

附 录 二

居民健康档案

附录2-1　居民健康档案封面

编号□□□□□□-□□□-□□□-□□□□□

居民健康档案

姓　　名：＿＿＿＿＿＿＿＿＿＿＿＿＿＿

现 住 址：＿＿＿＿＿＿＿＿＿＿＿＿＿＿

户籍地址：＿＿＿＿＿＿＿＿＿＿＿＿＿＿

联系电话：＿＿＿＿＿＿＿＿＿＿＿＿＿＿

乡镇（街道）名称：＿＿＿＿＿＿＿＿＿＿

村（居）委会名称：＿＿＿＿＿＿＿＿＿＿

建档单位：＿＿＿＿＿＿＿＿＿＿＿＿＿＿

建 档 人：＿＿＿＿＿＿＿＿＿＿＿＿＿＿

责任医生：＿＿＿＿＿＿＿＿＿＿＿＿＿＿

建档日期：＿＿＿＿＿＿ 年＿＿月＿＿日

附录 2-2　个人基本信息表

姓　名：　　　　　　　　　　　　　　　　　　　　　　　　编号□□□-□□□□□

性别	1 男　2 女　9 未说明的性别　0 未知的性别	□	出生日期	□□□□ □□ □□
身份证号			工作单位	
本人电话		联系人姓名	联系人电话	
常住类型	1 户籍　2 非户籍　　　　　　　　　　　　　　□		民　族	01 汉族 99 少数民族_____ □
血　型	1 A 型　2 B 型　3 O 型　4 AB 型　5 不详／RH：1 阴性 2 阳性 3 不详			□/□
文化程度	1 研究生 2 大学本科 3 大学专科和专科学校 4 中等专业学校 5 技工学校 6 高中 7 初中 8 小学 9 文盲或半文盲 10 不详			□
职　业	0 国家机关、党群组织、企业、事业单位负责人 1 专业技术人员 2 办事人员和有关人员　3 商业、服务业人员　4 农、林、牧、渔、水利业生产人员　5 生产、运输设备操作人员及有关人员　6 军人　7 不便分类的其他从业人员　8 无职业			□
婚姻状况	1 未婚　2 已婚　3 丧偶　4 离婚　5 未说明的婚姻状况			□
医疗费用支付方式	1 城镇职工基本医疗保险　2 城镇居民基本医疗保险　3 新型农村合作医疗 4 贫困救助　5 商业医疗保险　6 全公费　7 全自费　8 其他_____			□/□/□
药物过敏史	1 无　2 青霉素　3 磺胺　4 链霉素　5 其他_____			□/□/□/□
暴露史	1 无　2 化学品　3 毒物　4 射线			□/□/□

既往史	疾病	1 无　2 高血压 3 糖尿病 4 冠心病 5 慢性阻塞性肺疾病 6 恶性肿瘤_____ 7 脑卒中 8 严重精神障碍　9 结核病　10 肝炎　11 其他法定传染病 12 职业病____ 13 其他_____ □ 确诊时间　年　月/ □ 确诊时间　年　月/ □ 确诊时间　年　月 □ 确诊时间　年　月/ □ 确诊时间　年　月/ □ 确诊时间　年　月	
	手术	1 无　2 有：名称①_____ 时间_____ / 名称②_____ 时间_____	□
	外伤	1 无　2 有：名称①_____ 时间_____ / 名称②_____ 时间_____	□
	输血	1 无　2 有：原因①_____ 时间_____ / 原因②_____ 时间_____	□

家族史	父　亲	□/□/□/□/□/□_____	母　亲	□/□/□/□/□/□_____
	兄弟姐妹	□/□/□/□/□/□_____	子　女	□/□/□/□/□/□_____
	1 无　2 高血压　3 糖尿病　4 冠心病　5 慢性阻塞性肺疾病　6 恶性肿瘤　7 脑卒中 8 严重精神障碍　9 结核病　10 肝炎　11 先天畸形　12 其他_____			

遗传病史	1 无 2 有：疾病名称_____	□
残疾情况	1 无残疾 2 视力残疾 3 听力残疾 4 言语残疾 5 肢体残疾 6 智力残疾 7 精神残疾　8 其他残疾_____	□/□/□/□/□/□

生活环境	厨房排风设施	1 无　　　2 油烟机　3 换气扇　4 烟囱	□
	燃料类型	1 液化气　2 煤　　3 天然气　4 沼气　5 柴火　6 其他	□
	饮水	1 自来水　2 经净化过滤的水　3 井水　4 河湖水　5 塘水 6 其他	□
	厕所	1 卫生厕所 2 一格或二格粪池式 3 马桶　4 露天粪坑　5 简易棚厕	□
	禽畜栏	1 无　　　2 单设　　3 室内　　4 室外	□

附录2-3 健康体检表

姓名：   编号□□□-□□□□□

体检日期	年　月　日			责任医生		
内　容	检　查　项　目					
症状	1 无症状 2 头痛 3 头晕 4 心悸 5 胸闷 6 胸痛 7 慢性咳嗽 8 咳痰 9 呼吸困难 10 多饮 11 多尿 12 体重下降　13 乏力 14 关节肿痛 15 视力模糊 16 手脚麻木 17 尿急 18 尿痛 19 便秘 20 腹泻 21 恶心呕吐 22 眼花 23 耳鸣 24 乳房胀痛 25 其他 ＿＿＿＿＿＿＿＿＿＿＿ □/□/□/□/□/□/□/□/□					

一般状况	体　温		℃	脉　率		次/分钟
	呼吸频率		次/分钟	血　压	左侧　　/　　mmHg	
					右侧　　/　　mmHg	
	身　高		cm	体　重	kg	
	腰　围		cm	体质指数（BMI）	Kg/m²	
	老年人健康状态自我评估	1 满意　2 基本满意　3 说不清楚　4 不太满意　5 不满意				□
	老年人生活自理能力自我评估	1 可自理（0~3分）　　2 轻度依赖（4~8分） 3 中度依赖（9~18分）　　4 不能自理（≥19分）				□
	老年人认知功能	1 粗筛阴性 2 粗筛阳性，简易智力状态检查，总分＿＿＿＿				□
	老年人情感状态	1 粗筛阴性 2 粗筛阳性，老年人抑郁评分检查，总分＿＿＿＿				□

生活方式	体育锻炼	锻炼频率	1 每天　2 每周一次以上　3 偶尔　4 不锻炼		□
		每次锻炼时间	分钟	坚持锻炼时间	年
		锻炼方式			
	饮食习惯	1 荤素均衡　2 荤食为主　3 素食为主　4 嗜盐　5 嗜油　6 嗜糖			□/□/□
	吸烟情况	吸烟状况	1 从不吸烟　　　2 已戒烟　　　3 吸烟		□
		日吸烟量	平均＿＿＿＿支		
		开始吸烟年龄	＿＿＿岁	戒烟年龄　　　　＿＿＿岁	
	饮酒情况	饮酒频率	1 从不　2 偶尔　3 经常　4 每天		□
		日饮酒量	平均＿＿＿＿两		
		是否戒酒	1 未戒酒　2 已戒酒，戒酒年龄：＿＿＿岁		□
		开始饮酒年龄	岁	近一年内是否曾醉酒　1 是　2 否	□
		饮酒种类	1 白酒 2 啤酒 3 红酒 4 黄酒 5 其他＿＿＿		□/□/□/□
	职业病危害因素接触史	1 无 2 有（工种＿＿＿＿ 从业时间＿＿＿年） 毒物种类　粉尘＿＿＿＿＿＿＿　防护措施 1 无 2 有＿＿＿ 　　　　　放射物质＿＿＿＿＿　防护措施 1 无 2 有＿＿＿ 　　　　　物理因素＿＿＿＿＿　防护措施 1 无 2 有＿＿＿ 　　　　　化学物质＿＿＿＿＿　防护措施 1 无 2 有＿＿＿ 　　　　　其他＿＿＿＿＿＿＿　防护措施 1 无 2 有＿＿＿			□ □ □ □ □

续表

体检日期		年　月　日	责任医生	
内　容			检　查　项　目	
脏器功能	口　腔	口唇 1 红润 2 苍白 3 发绀 4 皲裂 5 疱疹		□
		齿列　1 正常　2 缺齿━━ 3 龋齿━━ 4 义齿（假牙）━━		□/□/□
		咽部 1 无充血 2 充血 3 淋巴滤泡增生		□
	视　力	左眼 _____ 右眼 _____ （矫正视力：左眼 _____ 右眼 _____ ）		
	听　力	1 听见 　　 2 听不清或无法听见		□
	运动功能	1 可顺利完成 2 无法独立完成任何一个动作		□
查体	眼　底	1 正常 2 异常 _____		□
	皮　肤	1 正常 2 潮红 3 苍白 4 发绀 5 黄染 6 色素沉着 7 其他 _____		□
	巩　膜	1 正常 2 黄染 3 充血 4 其他 _____		□
	淋巴结	1 未触及 2 锁骨上 3 腋窝 4 其他 _____		□
	肺	桶状胸：1 否 　 2 是		□
		呼吸音：1 正常 2 异常 _____		□
		啰　音：1 无 　2 干啰音 3 湿啰音 4 其他 _____		□
	心　脏	心率：_____ 次/分钟 　 心律：1 齐 2 不齐 3 绝对不齐		□
		杂音：1 无 　 2 有 _____		□
	腹　部	压痛：1 无 　2 有 _____		□
		包块：1 无 　2 有 _____		□
		肝大：1 无 　2 有 _____		□
		脾大：1 无 　2 有 _____		□
		移动性浊音：1 无 　2 有 _____		□
	下肢水肿	1 无 　2 单侧 3 双侧不对称 4 双侧对称		□
	足背动脉搏动	1 未触及 2 触及双侧对称 3 触及左侧弱或消失 4 触及右侧弱或消失		
	肛门指诊	1 未及异常 2 触痛 3 包块 4 前列腺异常 5 其他 ____		□
	乳　腺	1 未见异常 2 乳房切除 3 异常泌乳 4 乳腺包块 5 其他 _____ □/□/□/□		
	妇科	外阴	1 未见异常 2 异常 _____	□
		阴道	1 未见异常 2 异常 _____	□
		宫颈	1 未见异常 2 异常 _____	□
		宫体	1 未见异常 2 异常 _____	□
		附件	1 未见异常 2 异常 _____	□
	其　他			
辅助检查	血常规	血红蛋白 _____ g/L 白细胞 _____ ×10^9/L 血小板 _____ ×10^9/L 其他 _____		
	尿常规	尿蛋白 _____ 尿糖 _____ 尿酮体 _____ 尿潜血 _____ 其他 _____		
	空腹血糖	_____ mmol/L 或 _____ mg/dL		
	心电图	1 正常 2 异常 _____		□

续表

体检日期	年 月 日			责任医生	
内 容	检 查 项 目				
辅助检查	尿微量白蛋白	_____mg/dL			
	大便潜血	1 阴性　2 阳性			□
	糖化血红蛋白	_____%			
	乙型肝炎 表面抗原	1 阴性　2 阳性			□
	肝功能	血清谷丙转氨酶_____U/L　　血清谷草转氨酶_____U/L 白蛋白_____g/L　　总胆红素_____μmol/L 结合胆红素_____μmol/L			
	肾功能	血清肌酐_____μmol/L　　血尿素_____mmol/L 血钾浓度_____mmol/L　　血钠浓度_____mmol/L			
	血 脂	总胆固醇_____mmol/L　　甘油三酯_____mmol/L 血清低密度脂蛋白胆固醇_____mmol/L 血清高密度脂蛋白胆固醇_____mmol/L			
	胸部 X 线片	1 正常　2 异常_____			□
	B 超	腹部 B 超　　1 正常　2 异常_____			□
		其他　　　1 正常　2 异常_____			□
	宫颈涂片	1 正常　2 异常_____			□
	其 他				
现存主要 健康问题	脑血管疾病	1 未发现　2 缺血性卒中　3 脑出血 4 蛛网膜下腔出血　5 短暂性脑缺血发作			
		6 其他_____			□/□/□/□/□
	肾脏疾病	1 未发现　2 糖尿病肾病　3 肾功能衰竭　4 急性肾炎　5 慢性肾炎			
		6 其他_____			□/□/□/□/□
	心脏疾病	1 未发现　2 心肌梗死　3 心绞痛　4 冠状动脉血运重建 5 充血性心力衰竭			
		6 心前区疼痛　7 其他_____			□/□/□/□/□/□
	血管疾病	1 未发现　2 夹层动脉瘤　3 动脉闭塞性疾病　4 其他_____			□/□/□/□
	眼部疾病 神经系统疾病	1 未发现　2 视网膜出血或渗出　3 视乳头水肿　4 白内障			
		5 其他_____			□/□/□/□
	其他系统疾病	1 未发现　2 有_____			□
		1 未发现 2 有_____			□
住院治疗 情况	住院史	入/出院日期	原 因	医疗机构名称	病案号
		/			
		/			
	家 庭 病床史	建/撤床日期	原 因	医疗机构名称	病案号
		/			
		/			

续表

体检日期	年　月　日			责任医生		
内容	检 查 项 目					
主要用药情况	药物名称	用　法	用　量	用药时间	服药依从性 1 规律　2 间断　3 不服药	
	1					
	2					
	3					
	4					
	5					
	6					
非免疫规划预防接种史	名　称	接种日期	接种机构			
	1					
	2					
	3					
健康评价	1 体检无异常 □ 2 有异常 异常1 ＿＿＿＿＿＿＿＿＿＿＿＿＿ 异常2 ＿＿＿＿＿＿＿＿＿＿＿＿＿ 异常3 ＿＿＿＿＿＿＿＿＿＿＿＿＿ 异常4 ＿＿＿＿＿＿＿＿＿＿＿＿＿					
健康指导	1 纳入慢性病患者健康管理 2 建议复查 3 建议转诊 　　　　　　　　　　□/□/□			危险因素控制：　　　　□/□/□/□/□/□/□ 1 戒烟　2 健康饮酒　3 饮食　4 锻炼 5 减体重（目标 ＿＿＿＿＿＿kg） 6 建议接种疫苗＿＿＿＿＿＿＿＿ 7 其他＿＿＿＿＿＿＿＿＿＿＿＿＿＿＿			

附录 2-4　接诊记录表

姓名：　　　　　　　　　　　　　　　　　　　　　　　　　编号□□□-□□□□□

就诊者的主观资料：

就诊者的客观资料：

评估：

处置计划：

医生签字：

接诊日期：＿＿＿＿ 年＿＿月＿＿日

附录 2-5　会诊记录表

姓名：_____　　　　　　　　　编号□□□-□□□□□

会诊原因：

会诊意见：

会诊医生及其所在医疗卫生机构：

医疗卫生机构名称　　　　　　　　　　　　　　　　会诊医生签字

_____　　　　_____　_____　_____

_____　　　　_____　_____　_____

_____　　　　_____　_____　_____

_____　　　　_____　_____　_____

_____　　　　_____　_____　_____

责任医生：_____

会诊日期：_____年____月____日

附录26 双向转诊单

存 根

患者姓名＿＿＿＿＿ 性别＿＿＿＿＿ 年龄＿＿＿＿ 档案编号＿＿＿＿＿＿＿

家庭住址＿＿＿＿＿＿＿＿＿＿＿＿＿＿＿＿＿ 联系电话＿＿＿＿＿＿

于＿＿＿ 年＿＿月＿＿日因病情需要，转入＿＿＿＿＿＿＿＿＿＿单位＿＿＿＿＿＿＿＿＿＿

科室＿＿＿＿＿＿＿＿＿接诊医生。

转诊医生（签字）：

年 月 日

双向转诊（转出）单

（机构名称）：

现有患者＿＿＿＿＿＿＿＿ 性别＿＿＿＿ 年龄＿＿＿＿ 因病情需要，需转入贵单位，请予以接诊。

初步印象：

主要现病史（转出原因）：

主要既往史：

治疗经过：

转诊医生（签字）：

联系电话：

＿＿＿＿＿＿＿＿＿＿（机构名称）

年 月 日

存 根

患者姓名＿＿＿＿＿ 性别＿＿＿＿ 年龄＿＿＿ 病案号＿＿＿＿＿＿＿

家庭住址＿＿＿＿＿＿＿＿＿＿＿＿＿＿＿ 联系电话＿＿＿＿＿＿

于＿＿＿ 年＿＿月＿＿日因病情需要，转回＿＿＿＿＿＿＿＿单位

接诊医生。

转诊医生（签字）：

年 月 日

双向转诊（回转）单

＿＿＿＿＿＿＿＿＿（机构名称）：

现有患者＿＿＿＿＿＿＿因病情需要，现转回贵单位，请予以接诊。

诊断结果＿＿＿＿＿＿＿＿＿ 住院病案号＿＿＿＿＿＿＿＿＿＿＿＿＿

主要检查结果：

治疗经过、下一步治疗方案及康复建议：

转诊医生（签字）：

联系电话：

＿＿＿＿＿＿＿＿＿＿（机构名称）

年 月 日

附录 2-7　居民健康档案信息卡

（正面）

姓　名		性　别		出生日期	年　月　日
健康档案编号				□□□-□□□□□	
ABO 血型		□A □B □O □AB		RH 血型	□Rh 阴性 □Rh 阳性 □不详

慢性病患病情况：
□无　　　□高血压　□糖尿病　□脑卒中　□冠心病　□哮喘
□职业病　□其他疾病＿＿＿＿＿＿＿＿＿＿＿＿＿＿

过敏史：

（反面）

家庭住址		家庭电话	
紧急情况联系人		联系人电话	
建档机构名称		联系电话	
责任医生或护士		联系电话	

其他说明：

附 录 三

食物交换份

食物交换份是将常见食物按照恒量营养素量划分成不同类别，同类食物在一定重量内所含的蛋白质、脂肪、碳水化合物的结构相近、产生能量也相近。食物间可以互换。

附表3-1　食物交换份表

组别	类别	每份重量（g）	能量（kJ/kcal）	蛋白质（g）	脂肪（g）	碳水化合物（g）	主要营养素
谷薯组	谷薯	25	378/90	2.0	—	20.0	碳水化合物、膳食纤维
菜果类	蔬菜类	500	378/90	5.0	—	17.0	无机盐、维生素、膳食纤维
	水果类	200	378/90	1.0	—	21.0	
	大豆类	25	378/90	9.0	4.0	4.0	
肉蛋组	奶制品	160	378/90	5.0	5.0	6.0	蛋白质、脂肪
	肉蛋类	50	378/90	9.0	6.0	—	
油脂组	硬果类	15	378/90	4.0	7.0	2.0	蛋白质、脂肪
	油脂类	10	378/90	—	10.0	—	

附表3-2　等值谷薯类食物交换份

食品	重量（g）	食品	重量（g）
大米、小米、糯米、薏米	25	绿豆、红豆、芸豆、干豌豆	25
高粱米、玉米碴	25	干粉条、干莲子	25
面粉、米粉、玉米粉	25	油条、油饼、苏打饼干	25
混合面	25	烧饼、烙饼、馒头	35
燕麦面、莜麦面	25	咸面包、窝窝头、生面条、魔芋条	35
荞麦面、苦荞面	25	慈菇	35
各种挂面、龙须面	25	马铃薯、山药、藕、芋艿	75
通心粉	25	米饭	130
荸荠	150	凉粉	300

注：每份提供能量378 kJ（90 kcal），蛋白质2g，碳水化合物20g，脂肪可忽略不计。

附表3-3　等值豆/乳类食物交换份

食品	重量（g）	食品	重量（g）
全脂奶粉	20	酸牛奶、全脂牛奶	150
豆浆粉、干黄豆	25	豆浆	400
脱脂奶粉	25	牛奶	245
嫩豆腐	150	北豆腐	100
豆腐丝、豆腐干	50	南豆腐	30

注：每份提供能量378 kJ（90 kcal），蛋白质9g，碳水化合物4 g，脂肪4 g。

附表3-4　等值水果类食物交换份

食品	重量（g）	食品	重量（g）
西瓜	750	李子、杏	200
草莓、杨桃	300	葡萄、樱桃	200
鸭梨、柠檬	250	橘子、橙子	200
柚子、枇杷	225	梨、桃、苹果	200
猕猴桃、菠萝	200	柿子、香蕉、鲜荔枝	150

注：每份提供能量378 kJ（90 kcal），蛋白质1g，碳水化合物21g。

附表3-5　等值蔬菜类食物交换份

食品	重量（g）	食品	重量（g）
大白菜、圆白菜、菠菜、油菜	500	白萝卜、青椒、茭白	400
韭菜、茴香、茼蒿、鸡毛菜	500	冬笋、南瓜、花菜	350
芹菜、苤蓝、莴苣笋、油菜苔	500	鲜豇豆、扁豆、四季豆	250
西葫芦、西红柿、冬瓜、苦瓜	500	胡萝卜、蒜苗、洋葱	200
黄瓜、茄子、丝瓜、莴笋	500	山药、荸荠、凉薯	150
芥蓝菜、瓢儿菜、塌棵菜	500	芋头	100
空心菜、苋菜、龙须菜	500	毛豆、鲜豌豆	70
绿豆芽、鲜蘑、水浸海带	500	百合	50

注：每份提供能量378 kJ（90 kcal），蛋白质5g，碳水化合物17g。

附表3-6　等值肉类食物交换份

食品	重量（g）	食品	重量（g）
熟火腿、瘦香肠、肉松	20	鸭蛋、松花蛋（1枚，带壳）	60
肥瘦猪肉	25	鹌鹑蛋（6枚，带壳）	60
熟叉烧肉（无糖）、午餐肉	35	鸡蛋清	150
熟酱牛肉、酱鸭、肉肠	35	带鱼、鲤鱼、甲鱼、比目鱼	80
瘦猪、牛、羊肉	50	大黄鱼、鳝鱼、黑鲢、鲫鱼	80
带骨排骨	70	河蚌、蚬子	200
鸭肉、鸡肉、鹅肉	50	对虾、青虾、鲜贝、蛤蜊肉	100
兔肉	100	蟹肉、水浸鱿鱼	100
鸡蛋（1枚，带壳）	60	水浸海参	350

注：每份提供能量378 kJ（90kcal），蛋白质9g，碳水化合物6g。

附表3-7　常见糖尿病膳食安排推荐交换份分配表及营养素含量

能量		交换份数	食物种类和重量（g）								三大营养素（g）		
（kJ）	（kcal）		谷类	鱼、禽、虾	蛋类	豆制品	蔬菜	水果	奶	植物油	蛋白质	脂肪	碳水化合物
4598	1100	12	125	50	50	25	500	200	250	10	51.3	28.8	152
5016	1200	13	140	50	50	25	500	200	250	15	52.5	33.8	164
5434	1300	14.5	150	75	50	25	500	200	250	15	57.3	39	172
5852	1400	15.5	175	75	50	25	500	200	250	20	59.2	47	192
6270	1500	16.5	200	75	50	25	500	200	250	20	61.2	47.2	212
6688	1600	17.5	200	90	50	25	500	200	250	25	63.9	54	212
7106	1700	19	225	90	50	25	500	200	250	25	65.9	54.2	232
7524	1800	20	250	100	50	25	500	200	250	25	69.7	55.4	252
7942	1900	21	275	100	50	25	500	200	250	25	71.7	55.6	272
8360	2000	22	300	100	50	25	500	200	250	30	73.7	60.8	292

注1：全天食盐使用量控制在5g以内。

注2：豆制品以干豆计，其他豆制品按水分含量折算，25g干豆＝50g豆腐干＝400g豆浆＝65g北豆腐＝120g南豆腐。

附录四

主要参考书目

1. 李继坪. 社区护理［M］. 北京：人民卫生出版社，2001.

2. 刘纯艳. 社区护理学［M］. 北京：人民军医出版社，2004.

3. 吴莉莉. 社区护理［M］. 北京：高等教育出版社，2004.

4. 黄惟清. 社区护理学［M］. 第 3 版. 北京：人民卫生出版社，2004.

5. 赵秋利. 社区护理学［M］. 第 2 版. 北京：人民卫生出版社，2007.

6. 吕青，刘珊，霍丽莉. 现代急重症护理学［M］. 北京：人民军医出版社，2007.

7. 董宣. 社区护理［M］. 北京：高等教育出版社，2008.

8. 赵作华，董春艳，杨晓莹. 急诊护理［M］. 北京：科学技术文献出版社，2008.

9. 吴在德，吴肇汉. 外科学［M］. 第 7 版. 北京：人民卫生出版社，2009.

10. 李乐之，赵丽萍. 重症监护分册［M］. 长沙：湖南科学技术出版社，2009.

11. 冯正仪. 社区护理［M］. 第 2 版. 上海：复旦大学出版社，2010.

12. 李春玉. 社区护理学［M］. 北京：北京大学医学出版社，2010.

13. 张先庚. 社区护理［M］. 北京：人民卫生出版社，2010.

14. 陈正英. 社区护理学［M］. 长沙：中南大学出版社，2011.

15. 何国平，赵秋利. 社区护理理论与实践［M］. 北京：人民卫生出版社，2012.

16. 李春玉. 社区护理学［M］. 第 3 版. 北京：人民卫生出版社，2012.

17. 马小琴，王爱红. 社区护理学［M］. 第 2 版. 北京：中国中医药出版社，2012.

18. 蔚百彦. 实用院前急救学［M］. 第 2 版. 西安：西安交通大学出版社，2012.

19. 涂英. 社区护理学［M］. 第 2 版. 北京：人民卫生出版社，2013.

20. 陆春桃，徐锟. 社区护理学［M］. 北京：中国医药科技出版社，2013.

21. 魏睿宏. 社区护理学［M］. 北京：中国协和医科大学出版社，2013.

22. 闫波. 急救与自救［M］. 北京：北京大学医学出版社，2013.

23. 姜丽萍. 社区护理学［M］. 第 3 版. 北京：人民卫生出版社，2014.

24. 田玉梅，李自琼. 社区护理学［M］. 北京：科学技术文献出版社，2014.

25. 张先庚. 社区护理［M］. 第 2 版. 北京：人民卫生出版社，2014.

26. 唐凤平. 老年护理 [M]. 第 2 版. 北京：人民卫生出版社，2014.

27. 李丹，冯丽华. 内科护理学 [M]. 第 3 版. 北京：人民卫生出版社，2014.

28. 张小来. 传染病护理 [M]. 北京：人民卫生出版社，2014.

29. 刘明清. 社区护理 [M]. 北京：高等教育出版社，2014.

30. 冯正仪，王珏. 社区护理学 [M]. 第 3 版. 北京：中国中医药出版社，2015.

31. 陈香娟. 社区护理 [M]. 北京：中国中医药出版社，2015.

32. 陈长香，侯淑肖. 社区护理学 [M]. 第 2 版. 北京：北京大学医学出版社，2015.

33. 何新华，廖晓春. 社区护理 [M]. 北京：人民卫生出版社，2015.

34. 沈翠珍，王爱红. 社区护理学 [M]. 第 3 版. 北京：中国中医药出版社，2016.

35. 姜新峰，王秀清. 社区护理 [M]. 北京：人民卫生出版社，2016.

36. 王连艳，陆春桃. 社区护理 [M]. 北京：人民卫生出版社，2016.

37. 李春玉. 社区护理学 [M]. 第 4 版. 北京：人民卫生出版社，2017.